U0247971

手穴一按百病消

张宝旬 ⋯⋯⋯ 著

天津出版传媒集团

天津科学技术出版社

图书在版编目（CIP）数据

手穴一按百病消 / 张宝旬著 . -- 天津：天津科学
技术出版社 , 2023.7（2025.3 重印）
ISBN 978-7-5742-1283-1

Ⅰ . ①手… Ⅱ . ①张… Ⅲ . ①手—穴位按压疗法
Ⅳ . ① R245.9

中国国家版本馆 CIP 数据核字（2023）第 099760 号

手穴一按百病消
SHOUXUE YIAN BAIBINGXIAO
责任编辑：张　跃
责任印制：王品乾

出　　版：天津出版传媒集团
　　　　　天津科学技术出版社

地　　址：天津市西康路 35 号
邮　　编：300051
电　　话：（022）23332397
网　　址：www.tjkjcbs.com.cn
发　　行：新华书店经销
印　　刷：三河市中晟雅豪印务有限公司

开本 880×1230　1/32　印张 7.75　字数 114 000
2025年3月第1版第8次印刷
定价：59.00元

缘起

明清以来，传播验方便是中医一直在做的事。我做的只是对优秀传统的延续。作为中医师，我希望能有更多人接触到中医。

中医要济世，然而，集普天下的中医师，也无法呵护 14 亿人的健康。所以，我研究中医的共性治疗，是一种必然，否则中医就是服务小众的医学。没有共性，就没有迅速培养好中医师的基础。

我致力于中医共性研究实践十余年，就是想找到一条道路。妙招是中医共性治疗的一种典型体现，大家对妙招的支持就是对我学术的认可。

我不仅传播妙招，还用技术培训学生以解决就业问题。作为中医人，我力求突破中医发展的瓶颈。只有研究出共性的解决方案，才能更好地传承我们的瑰宝。

　　谨以此短文自勉，并与诸位共勉！

手穴，是身体的"一键恢复"键

按压手穴是针灸里面很重要的一种方法。中国人常说"手到病除"，很早的时候，我以为"手到病除"是手上的技术解除了病痛。但随着对手穴的认知和学习的加深，我感觉"手到病除"更应该是手上的穴位在一定程度上能够治病，而不仅仅指手上的技术。

医学上的问题分三种：

第一种是能源问题。大家会发现，在生活中有很多问题并不是疾病状态，但是也会让人觉得很不舒服。比如，早上起来很有精神地去上班，结果到了下午感觉浑身疲惫，这种状态并不是我们的身体有病，中医称其为匮乏，实际上是能量的消耗和不足。

第二种是分配问题。身体的能量和物质分配得不合理，会造成中医所说的上火或亏损。

第三个问题是局部问题，也就是局部产生的问题。局部问题在医疗中占大多数，大概占80%。

对于这三个问题，有三个处理方法：第一个是补充能量；第二个是调配能量；第三个是修复局部。

我们的手穴则用于解决分配问题。那么，手穴是怎样解决分配问题的呢？

我们的身体有很强大的自愈功能，这种功能是通过调动身体能源来修复局部的损伤而实现的。这种调动是可以通过手来完成的，也就是说手上的穴位可以调动你的能源、调动你的能量、调动你的自愈功能，来修复局部的损伤。很多人会问：这样的调动会不会引起身体的亏损呢？不会的。我们的身体是因为能源分配不均才出现问题的，调动完成之后，分配就会均匀，问题自然也会得到解决。

所以，我形象地把手穴称为身体的"一键恢复"键。就像我们电脑里的一键恢复，人体也是一个极其复杂的有机体，由硬件和软件组成。对于一些问题，人的身体有自愈能力，且能自我修复。这就是按压手穴解决问题的原理。

　　另外，我还要特别指出一点：手穴解决问题都是在发现问题的早期，或者是经络的敏感期。这两个时期的治疗效果都非常不错。一旦病情严重，出现了器质性的病变，按压手穴就只能起到缓解作用，没有治愈效果了。

　　而且作为一种普及性的知识传播，我们并不苛求所有疾病都用这种方法解决，这也是不现实的。我们只希望把疾病扼杀在萌芽状态，在第一时间解决问题。手穴的便利性和快速性让这种希望变成了现实。

　　在效果上，按压左手穴位和按压右手穴位无明显区别，可以根据个人习惯选择。对于牙签的使用，临床经验表明，其按压的刺激量有时可以等同于针灸，还更易操作。由于存在个人体质、操作手法等不同因素影响，效果可能存在差异。

目录

 头部官窍

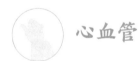

心血管

内脏消化

四肢肩颈

神经

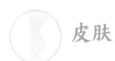

皮肤

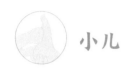

小儿

妇科

老年病

日常急症

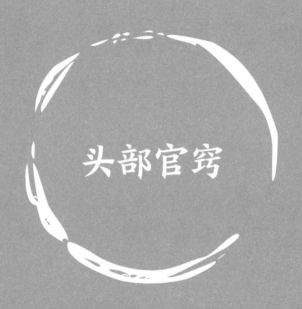

头部官窍

牙痛

按压劳宫穴并咬牙

● 劳宫穴解决早期牙痛问题

虽说牙痛不是病，但经历过牙痛的人都知道，痛起来真是很要命的。缓解牙痛，书本上是要求针灸合谷穴，但是在临床上发现，针扎进合谷穴时牙就不痛，针拔出来后牙还会继续痛，穴位效果的持续性并不强。

在这里建议的方法是刺激劳宫穴。我曾经给一位老太太看病，她病好之后，很感激我，就分享给我一个小偏方。她说当时她的父亲治牙痛很有名，就是用针扎手心的某个地方。我看了一下，大概是劳宫穴的位置。后来我尝试了针扎劳宫穴，效果持续性确实比扎合谷穴强很多，但也不能解决所有的牙痛问题。所有的疾病在初期都比较好治疗，一般刚开始有牙痛的感觉时就是最佳的治疗时期。

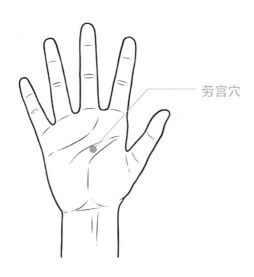

劳宫穴

● 操作方法

用牙签钝头或手指按压手心劳宫穴（手指按压比牙签按压效果稍微差一点，但一般也可以缓解疼痛），按压的同时做咬牙动作，每次按压50下，症状消失即止。

扁桃体炎

手穴按压或血糖针放血

● 食积上火导致扁桃体炎

　　扁桃体炎是现在常见的一种疾病。扁桃体炎前期，身体处于堵塞状态，对小儿来说是食积或热郁。如果患者处于扁桃体炎的发病早期，在图中标注的这三个点上用牙签钝头按压，或者用血糖针放几滴血，会让扁桃体炎有所缓解，并有一定治愈的可能性。

　　这个方法是一位张姓老中医贡献的，对扁桃体炎前期的发热有很好的控制作用，可以凉血消肿，我在资料中查到后使用了很多年。在与患者的交流过程中我发现，很多家长用这个方法解决了孩子的扁桃体发炎问题。不过要注意的是，炎症一旦加重，虽然仍可以用这个方法控制病情和辅助治疗，但要想完全治愈就有一定的难度了。对于已经化脓的扁桃体炎，这个方法的效果就不那么明显。因此使用这个穴位越早越好。

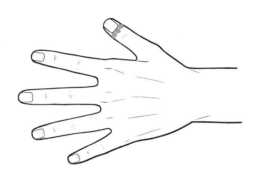

● **操作方法**

按压操作：如图所示位置，用指甲依次掐压（掐就是两指夹肉的意思，以能感觉到疼痛且承受得住的力度为宜）或用牙签钝头按压拇指指甲下缘的三个标记处，每穴 50 下。

刺血操作：用酒精棉签消毒手指局部皮肤，用一次性血糖针逐一刺破三穴皮肤，各挤出 1 ～ 2 滴血。一般情况下操作 1 次就有效。

鼻塞

按压液门穴

● 液门穴止鼻塞

鼻塞是临床上一种常见的症状，我常用的缓解方法是按压液门穴。这个方法在临床上用得很广，是较早时候就开始使用的一个妙招。液门穴在小指和无名指之间赤白肉际的凹陷处。

液门穴，从穴位的名字上来看，可以理解为让液体流动，液体流动了，鼻塞就好了。这个穴位的主要作用就是通鼻窍，改变鼻窍壅塞的血液状态。如果患者处于鼻塞症状的早期，使用此方法会使鼻子迅速通畅；坚持使用此方法，发热、感冒一周之后，鼻塞的症状可消失，一般也不会出现重新堵塞的情况。如果患者鼻塞的时间较长，已经是水肿炎症了，使用效果就稍差一些。值得注意的是，这个方法对鼻炎，尤其对过敏性鼻炎造成的鼻塞症状同样适用。

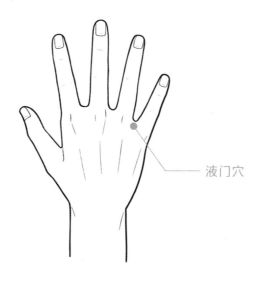

液门穴

● **操作方法**

每日用指甲掐压或用牙签钝头按压穴位 50 下，压的同时向外呼气。

急性咽炎

少商穴、商阳穴放血

● 宣肺气，降大肠

我们可能都经历过急性咽炎，也体会过那种咽痛、嗓子哑和咽部的极度不适感。中医认为，咽喉为"肺之门户"，肺的功能失调，就容易导致咽部或者扁桃体发炎。

缓解急性咽炎最有效的方法是宣肺气、降大肠，可以按压少商穴、商阳穴或者放血。这也是处理肺受损和大肠受损的方法。

在中医里，大肠和肺相表里，大肠的通利情况会影响呼吸。而咽炎主要是病实于下而火升于上。"实"很多来自大肠，最显著的表现为大便干燥。临床中经常遇到咽痛，同时大便干、大便臭的情况，这是典型的"底下堵、上面上火"的双向特征。治疗的时候，既要处理局部的上火症状，又要疏通大肠，这样症状才会消退得彻底。少商穴位于拇指末节桡侧指甲角侧上方，有治疗咽喉肿痛之效。商阳穴位于食指末节桡侧指甲根角侧，可起到清热泻火、解毒消肿的作用。

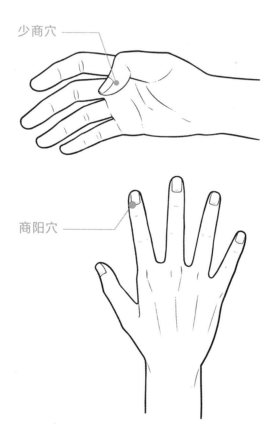

少商穴

商阳穴

● 操作方法

用酒精棉签消毒手指局部皮肤，用一次性血糖针逐一刺破少商穴、商阳穴处皮肤，各挤出 1 ～ 2 滴血即可。

温馨提示：如按压穴位，要用牙签钝头按压 100 下，稍用力，轻按没有效果。

慢性咽炎

按压合谷穴手心对应点

● 按压掌心的咽炎"康复穴"

环境污染是慢性咽炎的一个很重要的诱发因素，如果长期生活和工作在空气质量较差的环境中，鼻子和嗓子都会感觉不适。

有一个穴位的按压，可以立竿见影地缓解慢性咽炎带来的不适感，那就是合谷穴手心对应点。使用这个穴位的原理是，手部上有很多身体的一键"恢复穴"，身体的有些症状是被大脑皮层某些区域控制的，手上的点对应大脑皮层上控制症状区域中的某个点，按压手上的点，就启动了可以对应这种症状的"恢复键"。中医讲"气至病除"，按压穴位起到通经络的效果，经络通了，病自然就没有了。

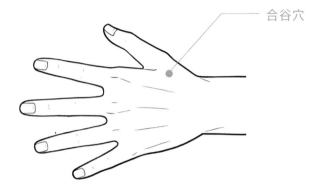

合谷穴

● 操作方法

在手掌心上，大概在合谷背面的位置（合谷位于手背第二掌骨桡侧中心点），用指甲掐压或用牙签钝头按压穴位 50 下，同时吞咽唾液。

温馨提示：孕妇慎用。

　　咽痛时按压此处，同时做吞咽动作，痛感会减轻。早期治疗效果好。

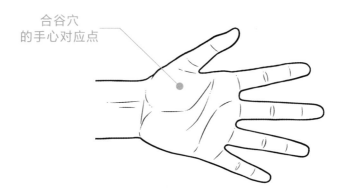

合谷穴
的手心对应点

操作方法：
用指甲掐压或用牙签钝头按压穴位 50 下。

哮喘

按压鱼际穴

● 鱼际穴定喘效果好

缓解哮喘的穴位是鱼际穴，在手掌根向上一点的位置，这个穴位的定喘效果好。如果能够用针扎一下，效果是最好的。

我之前在门诊收治过一位哮喘患者，患者当时情况危急，处于憋闷状态。我给患者在这个位置扎了一针，大概 10 分钟后，症状就有所缓解。哮喘发作时非常危险，抢救不及时可能会致命。如果真的遇到急性哮喘发作，用这个方法缓解一下，可以为去正规医院抢救赢得更多的时间。要知道，获得抢救时间有时比治疗有更重要的意义。

我的一个学生曾经突发高原哮喘，当时他给自己扎了一针，等到症状缓解之后，去医院接受了进一步治疗。在某种特殊情况下，如果找不到医院，找不到医生，为了及时控制住病情，建议大家试试这个方法。

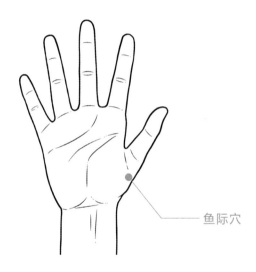

鱼际穴

● **操作方法**

可以用手指或用牙签钝头按压 5 ～ 10 分钟。

　　进入深秋后，早晚温差加大，随之而来的气候变化往往容易引起秋燥咳嗽。一些朋友出现咳嗽不止的症状马上就会翻箱倒柜找药，不管对不对症，先吃了再说，这种做法是有一定风险的，这时可以尝试一下手穴按压。

咳嗽

　　操作方法：如图标注点位，目前被称为止咳穴，按压双手此穴有止咳的作用。按压 100 ～ 200 下，可迅速缓解症状。

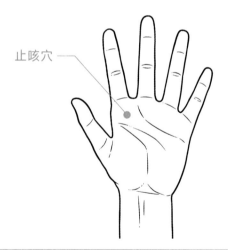

止咳穴

喉咙发痒

操作方法：如图所示，腕横纹上三指处，位于列缺穴附近，每次掐压 30 ～ 50 下。

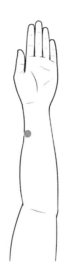

食疗小妙方·早期咳嗽

豆腐有清热、生津、止咳化痰的作用。把豆腐切片，每片撒上一层糖，寒用红糖，热用白糖，分不清寒热，红糖白糖各半。一片片叠好放盘，扣上碗蒸 20 分钟。喝蒸出来的水，对治疗早期咳嗽效果很好。最好用石膏豆腐。

喉部异物感

压中指、无名指手背侧结点

● 按压穴位加吞咽，缓解咽喉不适感

喉部异物感不是慢性咽炎导致的，对于这种症状，中医这样描述："咽中如有炙脔，吐之不出，咽之不下。"意思就是好像有一块黏糊糊的小肥肉贴在咽部，咽也咽不下去，吐又吐不出来，给人一种堵塞感。西医称为咽球综合征，中医叫梅核气。这种情况可以通过掐按图中这一穴位来有效缓解喉部异物感，但是想要根治还需要整体的治疗。此外，核桃内的干燥木质隔膜，在中医里叫作"分心木"，患者可每次取10克分心木泡水代茶饮，坚持一段时间后会收到很好的效果。分心木有补肾、调节神经的作用，可以治疗由于

咽部神经系统功能紊乱导致的咽部异物感。

● 操作方法

①喉部异物感：掐压 50 ～ 100 下（双手）下图所标出的穴位，同时做吞咽动作。

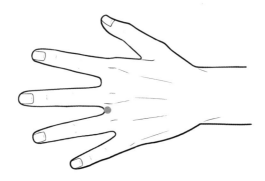

②咽部不适：掐压 50 ～ 100 下（双手）下图所标出的穴位，同时做吞咽动作。

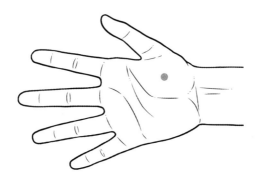

注意事项：如果老年人出现咽部异物感，要特别检查一下有没有癌症的风险；中年人如果一直有这种情况，也要咨询一下专业医生。

急性结膜炎

推中指第一指节

● 推手部，清肝火

　　倒睫、春秋季急性结膜炎或过敏症，都容易引发眼角发痒、眼屎多、视物不清等症状，这些症状在中医里被认为是肝经风热所致，本身有热，又受了外邪。"目属肝，痒属火"，因此当清肝火。西医对此也有很多的判断，比如过敏等。

　　急性结膜炎的主要表现就是眼睛痒。其实很多近视眼患者都伴有这种症状，进而总是揉眼睛。当然我们现在使用电脑非常频繁，出现这种症状的也不少。

　　推以下两个穴位区，可以明目、清肝火。倒睫在早期及时处理可免除手术。中医认为中指主心，清泻热气，这种方法在临床上使用的效果也很稳定。女性经期、孕期也可用。

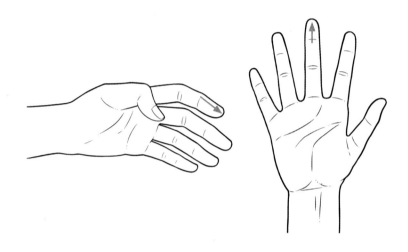

● 操作方法

推压方法：按图中标注位置沿箭头所示向离心端方向推 50 ～ 100 次，小儿最少推 50 次，可以有效缓解眼睛痒的症状。此方法搭配推食指，清热效果更佳。

眼睛干涩

掐按外关穴

● 外关穴通经络

在大家用手机、平板电脑等电子产品如此频繁的今天，眼睛干涩已经是一种常见的"病态"了，这种症状几乎人人都有，我也不例外。以下要介绍的其实就是我摸索出的能缓解眼睛干涩的方法，普及以后发现很有用。

眼睛干涩很多时候是眼睛功能异常的表现，在中医看来是经络不通导致的，通畅经络之后就能达到正常状态。

我们通过使用外关穴，按压也好，牙签刺激也好，能够很快让眼睛干涩的问题得到缓解。同理，它还能解决迎风流泪的问题，我个人因为经常用电脑工作，有一段时间出现了迎风流泪的毛病，当时就是用这个方法治好的。所以，大家遇到这样的问题时可以尝试一下。

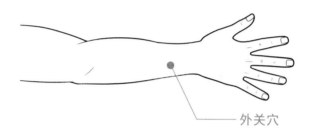

外关穴

● **操作方法**

按压方法：掐压双手的外关穴各 50 ～ 100 下。

操作方法：

按摩图示穴位，前臂背侧腕横纹上三指处，能快速缓解迎风流泪症状。对于眼睛干涩症状，则要多按摩一会儿。坚持每日按摩，对双眼有保健作用。

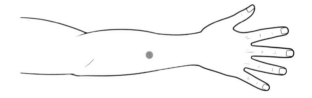

耳鸣

按压穴位清肝火

● **按压穴位缓解早期症状**

中医认为，耳鸣主要是肝胆经的问题，是肝火上冲导致的。也有一些是肾经、心经的问题。

耳鸣是怎么形成的呢？从结构层面来看，耳鸣大都和颈椎有关。人在休息或运动时候采用不正确的姿势，都可能会影响耳部的血液循环，导致耳鸣。

老年人耳鸣与年轻人耳鸣不同，老年人耳鸣往往是心血管疾病的前兆。因为耳朵的血管很密也很细，所以如果心脏的供血量不足，首先会出现耳鸣。

那么，如何区分是结构性颈椎损伤造成的耳鸣，还是心脏供血不足造成的耳鸣呢？主要看耳鸣是双侧还是单侧。心脏供血不足一般引发双侧耳鸣，颈椎损伤则引发单侧耳鸣。

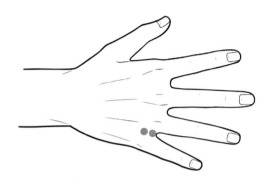

● 操作方法

按压方法：按压图上的两个点，对缓解早期的耳鸣是非常有效的。

注意事项：耳鸣一旦严重，造成神经的损伤，治疗效果就会打折。所以，使用上面的小妙招，时间很重要，错过最佳治疗期，就可能留下后遗症，治疗起来就比较困难了。

感冒流清涕

压制食指穴位

● 肺失宣降易鼻流清涕

风寒感冒最大的特点就是流鼻涕。我们基本上都经历过这个过程，有的时候甚至能用掉整整一卷卫生纸。中医认为鼻流清涕是感受风寒，肺失宣降导致的。因为鼻属肺，伤了肺之后，鼻子的功能就会出现异常，就会有清涕。

在手上有个特别有效的穴位可以缓解这个症状，就是下图标注的食指上的这两个点。压上去之后，鼻流清涕的症状很快就会减轻了。

我印象最深的是，曾经有一位家长带孩子来找我看病，这位家长感冒初期的症状很厉害，不断用卫生纸擦鼻涕，我看着也觉得很难受，就让他在这两个穴位上一直压，不放松。孩子看病前后不到 20 分钟的时间，这个家长的鼻涕就不流了，症状消除之快，让我也很惊讶。所以，按压这个地方对感冒流清涕的缓解还是很明显的。

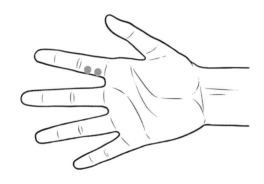

● 操作方法

按压操作：用指甲掐压或用牙签钝头按压穴位50 ～ 100 下，也可酌情增减。

应急小妙招·流感

　　流感来袭，随时随地可用"两商一中心法"。用后一小时左右症状就可消退，另外可再喝点板蓝根等药物。这个手法涉及穴位：中商穴、老商穴、中冲穴。主要针对风热感冒，以嗓子不舒服、轻微头痛为表现的感冒。对扁桃体炎、急性咽炎、风寒和风热感冒均有效。处于经期、孕期的患者可用。

操作方法：

　　按压三个穴位各100次左右，用血糖针对掐按点局部刺血，效果会更好。

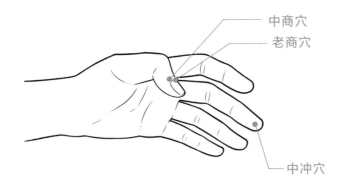

中商穴
老商穴
中冲穴

腮部、咽喉发炎

推食指并掐按少商穴

● 泻火、缓解咽痛，刺激少商穴

你有没有在吃过麻辣火锅后，第二天上火嗓子痛、咳嗽，甚至连咽口水都觉得痛的经历？

那么中医是如何看待上火问题的呢？中医把人体分为三个层面：一个是信息层面；另一个是能量层面；还有一个是结构层面，统称为精气神。上火，简单地说是一种能量的不正常积聚状态，就像我们生了气会满脸通红一样。能量的不正常积聚，会造成热量的增高，从而导致炎症，就上火了。

中医认为少商穴具有泻热开窍、通利咽喉等功效，所以上火导致的扁桃体发炎、咽炎、腮腺炎、腺样体发炎等引发的咽喉肿痛，都可以通过刺激少商穴来缓解。

● 操作方法

推按操作：按箭头方向推食指侧面并掐按少商穴，需要推、掐100下以上，双手做更好。

放血操作：在少商穴处用血糖针刺血1滴，即时见效。

温馨提示：由于个人体质、操作手法等不同，效果可能存在差异。

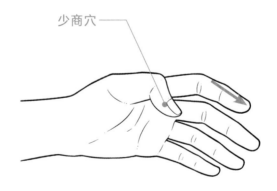

少商穴

应急小妙招·脸水肿

操作方法:

　　瘦脸的要穴是水分穴。水分穴位于上腹部正中线脐上部,有健脾祛湿的作用。水湿导致水肿,故刺此穴位可以治疗面部浮肿。按压、针刺、艾灸此穴位均可,按压须 100 次以上。

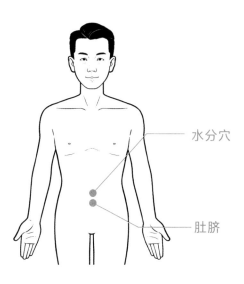

水分穴

肚脐

眩晕症

按压双手背部中渚穴

● 头晕眼花按压中渚穴

眩晕症指的是由风、火、痰、瘀上扰引起的头晕或眼花等病症，患者常伴有旋转不定、恶心、呕吐、出汗、面色苍白等症状。中渚穴为手少阳三焦经的腧穴，主治目眩头痛、目赤、耳鸣、耳聋、喉痹等疾病，位于手背无名指掌指关节后方第四、五掌骨间凹陷处。对于站立起来就眩晕的情况，可通过按压双手中渚穴来缓解症状，日常生活中或发生眩晕的时候均可按压。

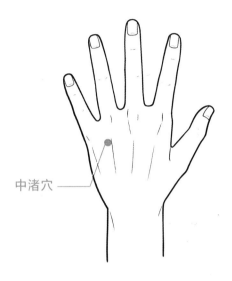

中渚穴

● **操作方法**

按压操作：按压双手手背处中渚穴，每次每侧至少按压 100 下。

温馨提示：可使用以下方法确定中渚穴的位置：在手背部的第四、五指指缝间，掌指关节后寻找、触及一凹陷处，按压有酸胀感处即是。

应急小妙招·头晕眼花

操作方法：

太溪穴有滋阴降火、安神开窍作用，可以治疗眩晕。推按下图箭头所示方向，按压双脚脚踝内侧太溪穴处50～100下，可以迅速缓解症状。经期及孕期也可做。

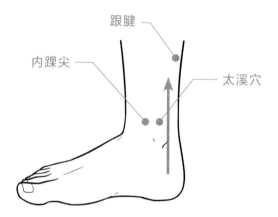

温馨提示：

高血压、贫血、颈椎病、脑血管病等疾病也会引发头晕，请大家重视起来，如果常常出现头晕，建议就医排查疾病。

口臭

手腕大陵穴

● 大陵穴清心火

熬夜会使人上火，过度熬夜容易引发口气变重、口臭的症状。《玉龙歌》言："口臭之疾最可憎，劳心只为苦多情，大陵穴内人中泻，心得清凉气自平。"对于口臭的症状，我们采用按压手腕心包经上的大陵穴的方法来治疗。手厥阴心包经"历络三焦"，根据中医"实则泻其子"的原则，按大陵穴能清泻心火。大陵穴位于腕骨隆起处后方，本性属土，因此又可泻脾胃之热，治疗心脾之火上攻所致的口臭。

● 操作方法

按压操作：用指尖按压手腕上的大陵穴，左右手交替按压。

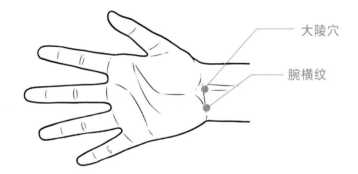

大陵穴

腕横纹

操作方法：

口腔溃疡多与肾虚有关，黑豆有补肾益气的作用。半碗黑豆（无须提前泡发），两碗水，大火煮沸后转小火再煮 10 分钟左右，豆子不要煮开花，只喝煮出的黑豆水。

护眼亮眼

掐按拇指背侧三穴位

　　保护眼睛，我经常用这三个穴位，自上而下分别是——明眼穴、大骨空穴、凤眼穴。这三个穴位同在拇指背侧指间关节横纹之上。经常掐按或艾灸此部位，对治疗近视、老花眼、眼痛、结膜炎等都有效果。

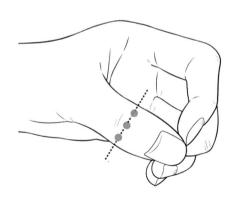

● 操作方法

按压操作：每日每穴用指甲掐压 50 下，双侧穴位可交替掐压。

　　目前，过度用眼已经成为现代人一种常见的"病态"习惯，在生活中我们如何缓解眼疲劳呢？

大骨空穴

　　操作方法：把手心相互摩擦到发热，用手心热敷眼睛，敷 7 次。屈拇指用大骨空穴按揉眼角睛明穴 7 次。大骨空穴位于拇指背侧指间关节横纹中点处。

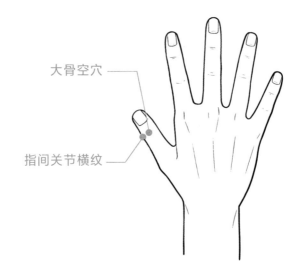

大骨空穴

指间关节横纹

睛明穴

　　操作方法：将手指置于内侧眼角稍上方，触及一凹陷处即是睛明穴。双掌互搓至极热，闭上双眼，以掌心迅速贴住眼睛睛明穴位置。

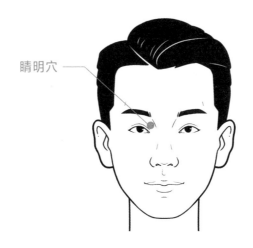

睛明穴

特别专题

多种头痛的应急保健

● 后脑勺痛

后脑勺痛一般是足太阳膀胱经出现问题导致的。膀胱经是人体经脉中最长的一条：起于眼内角的睛明穴，上行至头顶，后从后脑下行，沿着颈椎、脊椎、大小腿后侧、脚外侧一直到小趾。足太阳膀胱经循行路线，如下图所示。

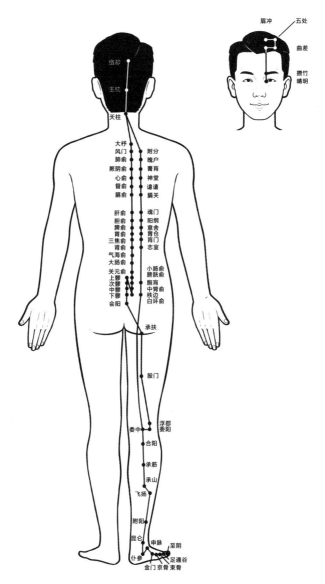

眉冲　　五处

曲差

攒竹
睛明

络却

玉枕

天柱

大杼　　附分
风门　　魄户
肺俞　　膏肓
厥阴俞　神堂
心俞　　譩譆
督俞　　膈关
膈俞

肝俞　　魂门
胆俞　　阳纲
脾俞　　意舍
胃俞　　胃仓
三焦俞　肓门
肾俞　　志室
气海俞
大肠俞

关元俞　小肠俞
上髎　　膀胱俞
次髎　　胞肓
中髎　　中膂俞
下髎　　秩边
会阳　　白环俞

承扶

殷门

浮郄
委中　　委阳

合阳

承筋

承山

飞扬

附阳

昆仑　　申脉
　　　　　　　至阴
仆参
金门京骨束骨　足通谷

足太阳膀胱经

045

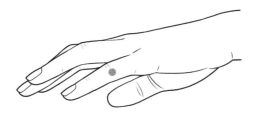

操作方法：掐压双手小指第二指关节尺侧处100～200下，可改善后脑勺痛的情况。

温馨提示：如果是后脑勺血管痉挛痛，应尽早到医院检查。

● **偏头痛**

操作方法：按摩肘部肱骨外上髁连线中点的曲池穴（见下图），有调节神经系统的作用，可以缓解头痛。

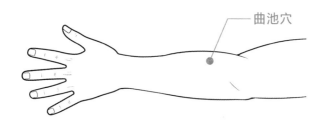

曲池穴

● 感冒头痛

　　操作方法：感冒头痛者可以在太阳穴揪痧以迅速缓解疼痛。出于对形象的考虑，可以把局部揪红而不出痧，多做几次，不必强揪出痧，也会有很好的效果。头痛时容易出痧，开始揪的时候由轻到重，一定要小心，皮肤发红就有效。

太阳穴

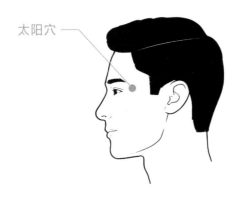

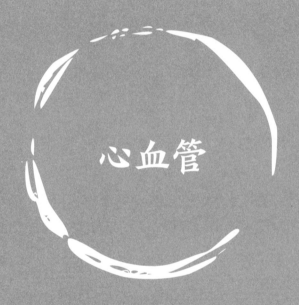

心血管

冠心病疼痛

推按神门穴

● 推按神门穴缓解疼痛

冠心病疼痛的治疗首选还是西医，因为冠心病早期的心绞痛是致命的。那为什么我们还要讲这个呢？因为很多时候我们发病时不可能第一时间有医生出现，所以对症状的处理需要争分夺秒。

对于缓解冠心病疼痛，在总结了临床经验之后，发现按压下图中标示的神门穴更有效。神门穴位于掌侧，也是心经的穴位。穴位的使用方法不是简单地按下去，而是向手掌的方向推按。

我曾在火车上用这个方法救治过一个患者，当时患者冠心病疼痛发作，前胸疼痛，贯穿后背，而且患者有冠心病史，在服药之后并没有明显的效果。我帮他推按神门穴，患者的疼痛很快就得到了缓解。

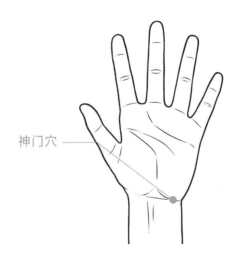

神门穴

● **操作方法**

按压操作：向手掌方向推按穴位 50 ～ 100 下，也可酌情增减。

注意事项：这个方法可以用于急救，平时虽然也可以保健、缓解症状，但是不能代替治疗。

心悸

按压心经穴位

● 心经阻塞易心悸

很多人分不清什么样的症状算是心悸，临床上我经常问患者，你觉得自己有偷了东西要被人抓住的感觉吗？这就是非常典型的心悸。还有一种就是吃饱了饭还是觉得非常饿，饿得心慌，这也是心悸的一种临床表现。

心悸的诱因从中医看有很多种，如心血亏虚、瘀血、心肾不足。其基本上都有心经被阻塞的状态。而缓解的点，就是我们图中标注的位置。但是对于真正的冠心病按压这个穴位是解决不了的。

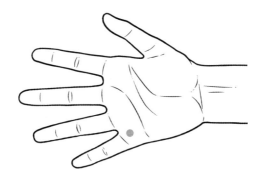

● 操作方法

　　按压操作：用指甲掐压或用牙签钝头按压穴位 50 ～ 100 下，也可酌情增减。

　　胸闷、心慌、气短，这些症状在中医属于心悸症。心悸症是指心之气血、阴阳亏虚，或者是痰饮、瘀血阻滞导致心神失养或心神受扰，出现心中悸动不安的一种病症。会伴有失眠、健忘、眩晕等症状的出现。

操作方法：

　　从掌根大陵穴（大陵穴位于腕掌横纹中点处）向掌心劳宫穴（劳宫穴位于第二、三掌骨之间）推 50 ～ 100 下至皮肤轻微发红。当出现胸闷症状时，将此处刮出痧来更好。经期和孕期可以做。

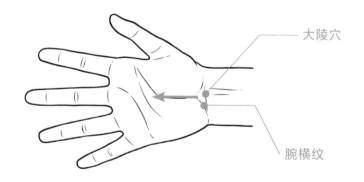

大陵穴

腕横纹

高血压

按压手背侧位穴位

● 调整生活方式是关键

高血压、高血糖，包括高脂血症，其实都是"生活方式病"。饮食和作息不规律，很容易造成身体的能量阻塞和垃圾在身体里面排不出来的状态，继而出现所谓的"三高"症状。所以，当很多人问我得了这些病要怎么办时，我都让他们反思一下吃的问题。不是该吃什么，而是不该吃什么。当然，这需要长期的调理，要重新调整生活方式，节制饮食，锻炼身体，规律作息，这才是王道。在这个基础上再谈治疗才有意义。

● 操作方法

手穴

按压操作：对于症状的缓解和血压的降低，有些方法我们还是可以参考的，就是在手背的侧位部分取图中标注的穴位进行按压。这个穴位很有效，对高血压有缓解作用，直接按压或用牙签刺激等都有很好的效果。用指甲掐压或用牙签钝头按压穴位50～100下，也可酌情增减。

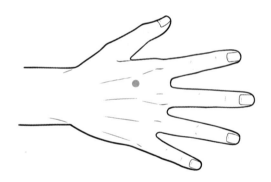

耳穴

按压操作：紧急降血压，可以用指甲掐压耳尖穴（如右图标示处），或用血糖针在耳尖穴刺血，放出几滴血会有奇效。但这个方法并非长期有效，只能缓解紧急情况。

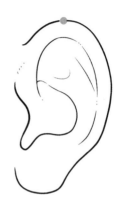

头穴

按压操作：在我们的头角部有一对穴位叫头维穴，位于头部额角发际线上部。头维穴是足阳明胃经与足少阳胆经和阳维脉的交会穴，治疗头目方面的病症会经常

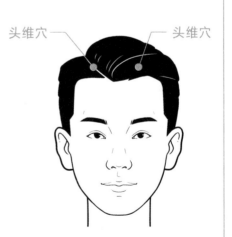

头维穴 — — 头维穴

用到此穴。高血压患者经常按压这对穴位，不仅可以预防中风，还能帮助降低收缩压（高压）。

足穴

按压操作：对于需要滋肾阴才能降压的情况，按压头维穴就没有效果了，因此若想降低舒张压（低压）就需要按压涌泉穴。

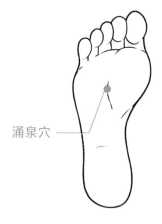

涌泉穴

手臂

按摩操作：曲池穴为手阳明大肠经之合穴，位于肘部肱骨外上髁连线中点，有降压、清热解表的作用，常用于治疗高血压、发热、目赤肿痛、咽喉疼痛等症。按摩曲池穴可迅速降低血压，对降高压尤其有效。

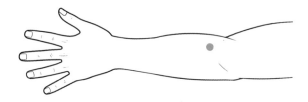

紧张性晕厥

按压心属经穴位

● 安神养心克服紧张

　　人在紧张的情况下容易晕厥，而克服紧张、克服压力的控制手段，就是按压下图中手部的这三个点。

　　这三个点并不是单纯为了缓解或者治疗昏迷而设置的，很多时候是用来控制紧张的。如果一个人的情绪非常紧张，按压之后心情会舒畅很多。为什么按压这三个点就能有用呢？

　　这三个点体现了两种思路：手腕部的这个点代表通经络调心的状态，手指上的两个点在手象里分别代表心和脑，能够安神，让脑神经平静下来；养心，让心脏不舒适的症状消失。通过一系列从经穴到象所属经络点的刺激，使心脏的症状恢复正常。

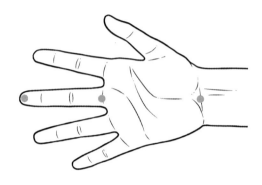

● 操作方法

按压操作：治疗时，用牙签钝头在每个点上按压100下。

注意事项：情绪紧张之前按压效果较好。比如，在进考场之前大部分人都会紧张，所以在预知会紧张的情况下先按压一下穴位，进考场后可能就会好很多。

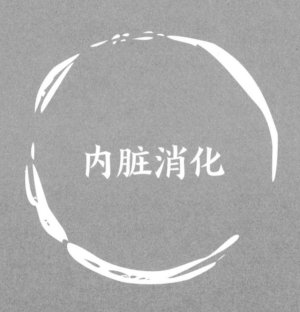

内脏消化

肝炎疼痛

按压穴位缓解肝经拘急

● 掐压手部缓解肝经紧张

在中国，肝炎患病比例较高，很多人患有这个疾病。肝脏不适会造成身体的不适和生活质量的下降。肝脏不适本来是个内科的症状，我之所以把它写在这里，是因为有个病例让我记忆深刻。

当时有位肝炎患者的肝区不适很严重，用疏肝逍遥散加减等治疗了很长时间，疗效一直不好。后来我对这个穴位进行按压，症状很快就得到了缓解，患者说就好像电流一样，一下子传到肝，就不痛了。我们左思右想且尝试了半个月都没有解决的问题，就被穴位按压解决了，所以我就把这个经验写到了这里。

这种方法实际上是中医说的缓解肝经的拘急，缓解肝区紧张，对部分患者有缓解的效果。大家可以选择作为一种自我缓解症状的方法使用。

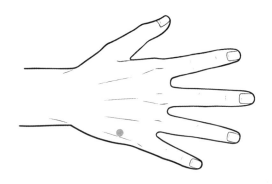

● **操作方法**

按压方法：用指甲掐压或用牙签钝头按压穴位 50 ～ 100 下，也可酌情增减。

有肝火

掐按心经稳定情绪

● 情绪不稳肝火盛

随着生活节奏的加快，在高压的心理状态下人们容易出现情绪不稳定的现象。总是感觉控制不住个人情绪，这种现象可能是肝火旺盛导致的。

有什么办法可以改善呢？平时肝火大，可掐按心经去肝火。中医五行讲心属火，肝属木，五行认为木生火，"实则泻其子"，因此解除肝经的火可以从心经泻热。大家平时可以强按此处定心经，即可静心和去肝火。经期、孕期的人群也可做。

● 操作方法

按压操作：参照下图所示，掐按手部中指指尖的心经穴位 100 下左右，可能会有效。

心经穴 ——

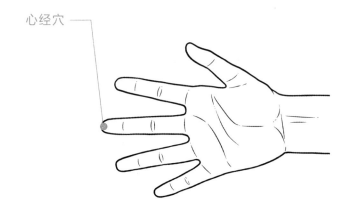

岔气

按压、刮痧刺激穴位

刺激腕部穴位，解决"会呼吸的痛"。

我们在日常生活中常常会出现岔气的症状。一旦岔气，跑步、游泳甚至大笑的时候，两胁连着腹部的位置都会有疼痛感，有时甚至连呼吸一口气都伴随着胀痛。

岔气虽然不是什么大问题，但疼痛起来真让人难以忍受，怎样才能快速缓解岔气症状呢？出现岔气，有胸胁胀痛时可以快速刺激腕部穴位，要是没有在一小时内处理好，就更加难受了。

● 操作方法

按压操作：快速按压外关穴，越快越好。

刮痧操作：外关穴位于手腕部腕横纹上两寸，尺骨与桡骨的间隙中。分别刮痧双臂外关穴至出痧，每天 1 次。

温馨提示：边刺激穴位，边轻微活动岔气疼痛部位，效果更佳。

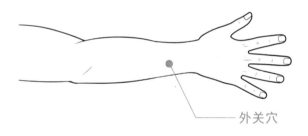

外关穴

应急小妙招 · 胆囊炎

艾灸丘墟穴缓解疼痛

胆囊炎是一种常见病，高发于 20 ～ 50 岁，女性患者较男性患者多，并且常常反复发作。

如果胆囊炎突然发作，可以尝试按压或艾灸丘墟穴来缓解疼痛。

操作方法

按压操作：发病疼痛时，用手按压丘墟穴至少100 下。

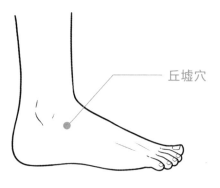

丘墟穴

艾灸操作：艾灸丘墟穴，若是慢性胆囊炎，可持续艾灸一周。

注意事项：此方法仅用于缓解疼痛，不能根治胆囊炎，若急性胆囊炎发作，要尽快去医院诊疗。

大便异常

手部推压调节脾胃平衡

● 脾胃虚弱看大便状态

脾胃是身体的土壤，就像自然界系统，它们吸收身体所需要的营养精微物质，帮助身体产生正气。而身体正气一旦虚衰，可导致脾胃虚弱。随着年龄增长，脾胃功能会越来越虚弱，所以人过了 40 岁就要顾护脾胃，这就相当于给土地施肥。小孩子遇到脾胃虚弱也要常常调理，以保证健康成长。

不管是孩子还是成人，脾胃功能是否正常其实可以通过观察大便这个"风向标"看出来，以便根据症状及时调整。

大便过稀或过干都是脾胃出了问题，脾胃出问题，很多疾病可能会随之而来。保持大便不干不稀，身体状态就会很好。所以说调理大便的干湿度，其实就是在调节脾胃的平衡，推压手部的方法也是以调节大便状态的思路入手。中医认为脾属土，喜燥而恶湿。使用中医的健脾方法，土可以运化水湿，达到健脾化湿、调节大便的目的。"运土入水"的主要作用是清脾胃湿热，利尿止泻。"运水入土"的主要作用是健脾胃、助运化、润肠通便。

● 操作方法

推压操作：

1. 如图所示，在"脾"的位置，沿箭头方向推按100下。

2. 如果大便过稀，则依据图中"运土入水"的方法推按100下；如果大便过干，则依据图中"运水入土"的方法推按100下。

温馨提示：

1. 推压时只需推左手即可。

2. 成人与孩子皆可使用此方法，成人可相应增加推按的数量。

　　3. 此方法仅适用于日常保健，若长期存在便秘或腹泻等肠道问题，应及时去医院诊治。

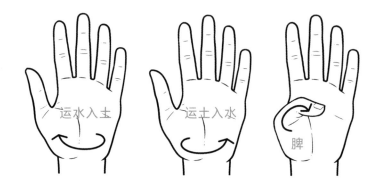

呕吐

按压内关穴

呕吐是胃不舒服时很常见的一个症状，缓解呕吐症状，可以按压内关穴。内关穴位于掌横纹上 2 寸，对止呕有很好的效果。目前市场上有一种腕带，腕带上有一个纽扣，戴上腕带之后纽扣刚好压在内关处，可以缓解妊娠呕吐。

内关穴可以解决和缓解呕吐症状，但是呕吐作为身体的一种应急反应，反映的往往不是疾病本身，而是身体对疾病的一种抗争。中医里的"汗吐下"就是把身体里面的毒素向外排出的过程。所以，对于呕吐，止吐不是目的，只是为了缓解身体的这种不适，更重要的是能找到导致呕吐的原因。

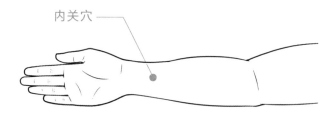

内关穴

● **操作方法**

    按压操作：用指甲掐压或用牙签钝头按压穴位
50～100下，也可酌情增减。

    温馨提示：如出现喷射性呕吐，应立即就医。

打嗝

按压太渊穴

● 太渊穴小妙招

打嗝，中医称为"呃逆"，是一种临床症状。中医认为打嗝多是胃汁上逆、脾胃不和造成的。

处理打嗝的方法有很多，我印象最深的就是惊吓法。这个印象缘于我母亲当年收治的一个患者。一位打嗝不停的患者慕名来求医，但当时我母亲去济南学习了，患者急于治病只能去济南找她，谁想下了火车以后，钱被偷走了。惊吓之下，这人一下子就不打嗝了。后来见到我母亲，对她说了这件事情，我母亲就自己拿钱让他回家了，并宽慰他说："你来不就是为了看打嗝的吗，现在打嗝已经好了，这钱也算是花了。"

相对于惊吓法，我常用的治疗打嗝的方法是按压太渊穴。太渊穴位于腕掌侧横纹桡侧。

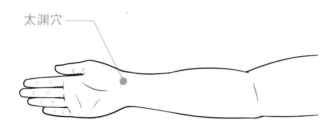

太渊穴

● 操作方法

按压方法：用指甲掐压或用牙签钝头按压穴位50～100下，也可酌情增减。

腹痛内急
自上而下掐按合谷

● 灵谷大白，迅速缓急

腹痛内急不一定是疾病的表现，但有时候很让人尴尬。有一次，我在接受电视台采访期间突然肚子痛，想要上厕所，但对于我来说，录制工作因为此事中途停止是很失礼的，我当时就用了按压穴位的方法，其位置是合谷上下，即灵谷和大白。

灵谷穴位于手背虎口处第一、二掌骨结合处，大白穴位于手背第一、二掌骨之间，贴于第二掌骨桡侧。灵谷和大白这两个穴位，从下向上按压四五次，腹中的不舒服症状就迅速消失了。这适合大家在不便于上厕所的时候使用。当然这个方法不是我自创的，是我的一个好朋友告诉我的。有一次在火车上，他不方便上厕所，就用了这个方法。

合谷穴位于手背第二掌骨桡侧中点处，这个位置是大肠经的位置，大肠经络至少能够调节大肠的急迫症状，在我们的按压下起到缓急的效果。

有人会说，这样会不会造成便秘呢？

不会，因为针灸是双向的，能够把高的调低，也能够把低的调高。按压也是这样。

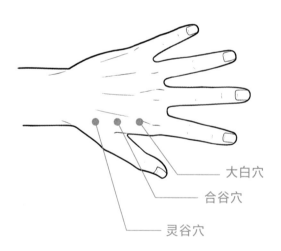

大白穴

合谷穴

灵谷穴

● 操作方法

按压操作：用指甲掐压或用牙签钝头按压穴位
50 ～ 100 下，也可酌情增减。

注意事项：孕期不宜用此法。

操作方法：

着凉肚子疼、呕吐，可以用煮熟的热鸡蛋滚肚脐驱寒止痛，属于中医热敷的治法。

注意事项：

1.鸡蛋可以煮久些（15分钟以上），这样滚动的时候不容易散开，出锅后可晾温一点先带壳滚（包在纸巾内隔热），稍凉后剥壳滚。

2.鸡蛋凉后，当天可重复加热后再使用。

3.热敷会使毛孔打开，之后要特别注意保暖，防止寒气侵袭。

4.用过的鸡蛋直接扔掉，不要再吃，也不要给小动物吃。

5.大家不用刻意关注鸡蛋黄的状态，以症状缓解为有效。如果无效，就不必继续用这个方法了。

6.经期、孕期人群酌情使用。

慢性肠炎

按压食指指甲根部

● **巧用大肠经起端点**

慢性肠炎是一种多发症，很多腹部肥胖的人都有大便不成形的情况，这些人的肠功能一般来说是比较差的。

调理慢性肠炎，我们的方法是运用大肠经的起端点，通过经络调理脏腑来实现。按压商阳穴会强化大肠的功能，使之恢复正常。

对于肠道不正常的问题，很多人都不太在意，但无论中医还是西医都很重视肠道健康。中医认为脾胃不好，人就要生病；西医认为腹部肥胖是有三高风险的。从循环系统可以看出，肠道有我们最庞大的血液循环系统，如果肠道的血液循环出现问题，那么心脏的工作是超负荷的，很容易导致血流供应出现问题。血流一旦出现问题，就会引起血管的异常，如血管的阻塞、破裂，以及冠心病、脑梗死、脑出血等都是血管病的表现。所以说，不要轻视肠道的异常，经常按压大肠经的起端点商阳穴可以消除肠道的不正常，对于保持身体的长期健康有很重要的临床意义。

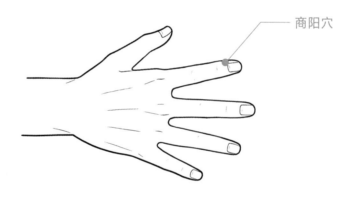

商阳穴

● **操作方法**

　　按压操作：用指甲掐压或用牙签钝头按压穴位50～100下，也可酌情增减。

慢性胰腺炎

掐按内关穴

● 掐按内关穴，快速降指标

在中医里并没有慢性胰腺炎这个病名，中医一般称其为肋痛，大多与脾胃湿热有关，且中医认为"湿邪如油入面"，进去容易出来难，所以缠绵难愈。

一次偶然的机会我发现了这个穴位疗法。当时我们在病房做慢性胰腺炎呕吐问题的会诊，呕吐和腹痛导致患者病情不稳定。按照呕吐和腹痛的症状，我们使用了内关穴，效果很好，呕吐和腹痛的症状很快减轻了，胰腺炎的指标也迅速下降，恢复到了正常状态，这给我留下了非常深刻的印象。后来的工作中我们在遇到慢性胰腺炎指标上升的时候，经常会用这种方法，大都取得了良好的效果。既然慢性胰腺炎患者按压这个位置可以降指标，那么这个穴位对慢性胰腺炎就有一定的控制和保健作用。

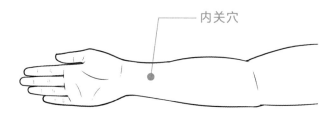

内关穴

● 操作方法

按压操作：用指甲掐压或用牙签钝头按压穴位50～100下，也可酌情增减。

积食

板门穴与合谷穴

● 食疗、手穴双管齐下

我们的脾胃就像是一辆车，不能超载，车辆如果超载，不但跑不快，还容易损坏。同样，人的脾胃也不能承受太多食物，如果吃得过多，脾胃负担过重，消化功能减退，就会形成积食。

节假日期间，成人和孩子都容易饮食过量，可以采用食疗的方法来帮助消化。肉食过量者可以吃山楂或者喝泡的山楂水，面食过量者可以吃炒麦芽，饮酒过量者可以用神曲。小儿伤食，可以试一下吃适量的炒山楂。

按揉板门穴具有良好的消食导滞作用，如果孩子吃多了容易积食，各位妈妈不妨使用此方法进行调理。此外，也可以使用合谷穴，《四总穴歌》中提到："肚腹三里留，腰背委中求，头项寻列缺，面口合谷收。"位于双手虎口处的合谷穴，是手阳明大肠经原穴。合谷穴是一个"万能穴"，手阳明大肠经与足阳明胃经同名经相交接，二者"同气相求"，故推揉合谷穴能调经气，调理胃肠道疾病。

● 操作方法

板门穴

推揉操作：如图位置所示，用拇指反复推揉手掌大鱼际中点的板门穴，每日饭前饭后可推揉至少 50 下。

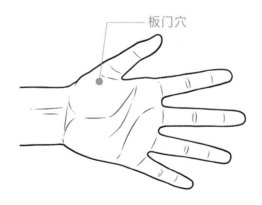

板门穴

合谷穴

按压操作：以一只手的拇指指骨关节横纹，放在另一只手拇、食指之间的指蹼缘上，拇指尖下压处即是合谷穴（见下图），反复掐按该穴位即可。

注意事项：孕期请勿刺激合谷穴。

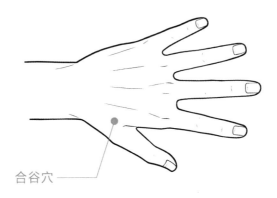

合谷穴

胃胀

操作方法：可按图示箭头方向刮痧至出痧，每日刮痧 1 次，每次 100 下。

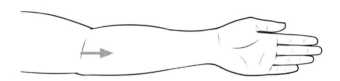

胃痛

操作方法：刮双臂图中标示处，以出痧为度，每日 1 次。急性胃痛者在此处刮痧能很快止痛。

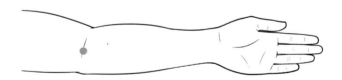

胃寒泛酸

按压双手鱼际处

● 胃寒不可忽视

胃寒是常见的胃部疾病之一。胃寒的症状表现为：天气变冷或食寒冷品而引发疼痛，疼痛时伴有胃部寒凉感，得温则减。有的人在冬末春初，遇阴冷天或饮食不当，常泛胃酸。胃寒的主要病因与饮食习惯有关，如饮食不节、嗜食生冷等，经常冷热食物一起吃，吃饭不按时或者饥饱不均，久而久之就会造成胃寒。

胃寒的症状出现时，患者不予理睬或久治不愈，容易出现胃寒恶阻和胃寒呕吐等症状，造成患者胃部的器质性病变。

当因胃寒而感到胃部不适时，可刺激双手鱼际位置。

● 操作方法

按压操作：按压或轻刮双手鱼际的青筋处。经络敏感的人在按压或轻刮几十下后会出现轻度打嗝反应，这是好现象。没有胃寒问题，或经络不敏感的人群则不易出现打嗝现象，因此也不必追求一定要打嗝。

穴位具体位置参考下图。

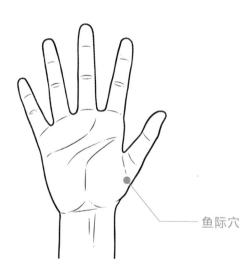

鱼际穴

温馨提示：由于个人体质、操作方法等不同，效果可能存在差异。必要时请寻求医师帮助。

在中医里面有个概念，叫作"肝胃不和"。我们的不良情绪会影响到肝，造成肝气不舒，肝属木，脾属土，肝病克伐脾土，从而影响脾胃。在西医里，胃肠道被称为"第二大脑"。当人生气、紧张或者焦虑时，胃肠道会出现反应，此时胃酸大量分泌，刺激胃黏膜，从而引发胃痛。

操作方法：

手指掐压图中三个对应穴位，用王不留行籽耳贴贴压也可以。

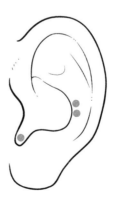

特别专题

控制食欲，防止腰部肥胖

● 吃第一口饭时要咀嚼 49 下

控制食欲第一招，就是每餐吃第一口饭的时候，要细细咀嚼七七四十九下后再咽下。养成习惯后，饭量可减一半。

● 按压中脘穴

中脘穴能和胃健脾，降逆止呕，清热利湿。

操作方法：按压中脘穴 100 下，中指按压到底然后迅速松开，每餐饭前 1 小时按压，效果最好。

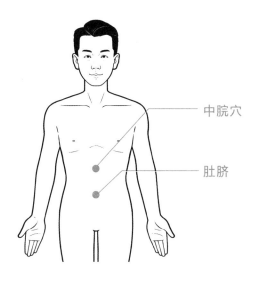

中脘穴

肚脐

中脘快速取穴法：上腹部正中线上，肚脐中央，向上五横指处即是。

● 点按承浆穴

经常刺激穴道，可以改善摄食中枢的敏感性，防止无形中进食超量，达到控制食欲和瘦身的目的。

承浆穴为大肠脉、胃脉、督脉、任脉之会。主治：偏风，半身不遂，口眼㖞斜，面肿，暴喑不能言。

操作方法：每餐前点按承浆穴36下。

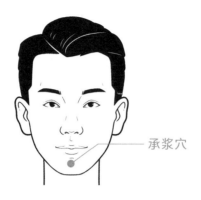

承浆穴

● 按压耳穴饥点

操作方法：图中标记处即是耳穴的饥点，感觉饥饿的时候按压此处，能增加饱腹感。

温馨提示：由于个人体质、操作方法等不同，效果可能存在差异。

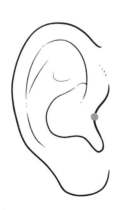

● 按压带脉穴

操作方法：如果腹部脂肪较多，想减肥瘦腰，可以每天抓双侧带脉穴 200 下，会有很好的瘦腰效果。

注意事项：经期、孕期不宜做。

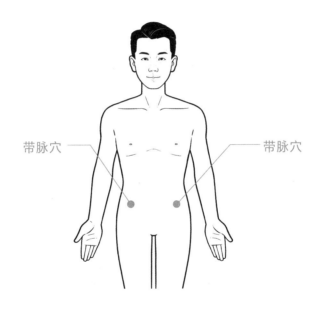

带脉穴　　　　　　　　　　　　　　带脉穴

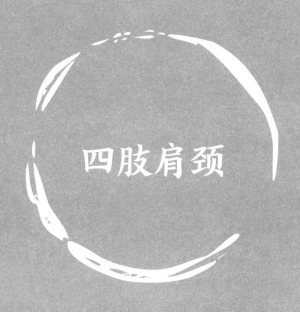

四肢肩颈

腰痛

按压手背"腰痛点"

● 剧烈腰痛按压手背

腰痛的产生和我们不正确的坐姿有较大的关系。不良的身体姿势，日久累积下来，就会产生腰颈部的不适。手部有两个点，我们一般称之为腰痛点，这两个点对缓解腰痛非常有效。

这两个点在针灸里面是很特殊的。有些腰痛，局部的针刺或者按摩会使疼痛加剧，这种疼痛有时必须远端取穴，手穴恰恰是最适合的。

我以前有个患者，当时来的时候，是两个人架着来的。针刺局部之后，疼痛加剧，走时要抬着出去了。后来改用手穴，症状一下子就缓解了。有时候局部的疼痛加剧，远端取穴效果会更好。

这个方法能够缓解腰部的剧烈疼痛，主要用于对付那些疼痛剧烈但又没有长期疼痛史的实质性扭伤、瘀血。

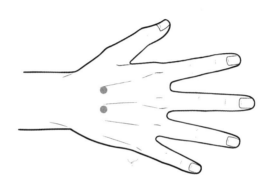

● 操作方法

按压操作：用指甲掐压或用牙签钝头按压穴位50～100下，也可酌情增减。

注意事项：在使用的时候，一边针灸一边让患者活动腰部，效果更好。这种方法在针灸里叫动针法，实质性损伤者用这种方法往往能达到最好的疗效。

刮痧操作：根据图中标示，腰痛时可以刮双臂至出痧，同时活动疼痛部位，每天 1 次。

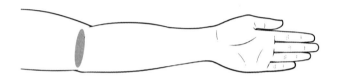

应急小妙招·背部酸痛

　　不少人长期在办公室，久坐不动的话会有背部酸痛的情况发生。尤其在受寒之后，风寒侵入体内，容易引发上述疼痛。

　　操作方法：

　　图中标示处为重子穴、重仙穴，长期背痛者可以将曲别针拉伸开做成小工具，用于刺激下图中两个标记点，同时活动背部，有很好的效果。

　　温馨提示：孕期禁用。

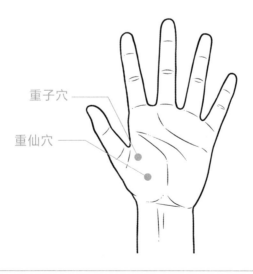

重子穴

重仙穴

腰膝酸软

按压穴位强腰膝

● 按压手穴增强力量

腰膝酸软是老年人的常见病。老年人步履蹒跚，可能由两个原因造成：一是腰疲；二是腿软。

腰膝酸软是衰老的一种表现，是不可抗拒的。中医认为，这是一种内脏力的减弱。肝肾主腰膝，肝肾不足才会导致腰膝酸软。中医认为肝和筋的生长有关，肾和骨骼有关，所以，肌肉、筋和骨骼的老化与腰膝酸软、肝肾不足有着不可分割的联系。因此，中医认为，可以通过调节肝肾和内脏力来缓解腰膝酸软的症状。

通过按压图示的两个穴位，可以增加腰膝的力量，使症状消除。除此之外，我个人是很支持老年人在身体条件允许的前提下跳广场舞的。越跳，腰膝越强健，减少了因为摔伤造成的行动不便、导致病情加剧的情况。

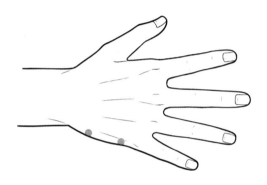

● **操作方法**

按压操作：用指甲掐压或用牙签钝头按压图示的两个穴位，各按压 100 下，也可酌情增减。

操作方法：

按压双侧内关穴，每侧按压 100 ～ 200 下。

内关穴快速取穴法：

前臂掌侧，手腕横纹向上，手三指并排处，握拳屈腕时可见的凹陷中。

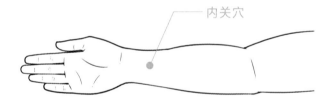

内关穴

足跟痛

刺激对侧手掌

● 足跟痛要注意

足跟痛在老年人群中非常多见。很多老年人由于行走不便可能导致衰老加剧、病情加剧。因为人在行动减少之后，血栓的形成和其他的疾病症状就会加剧。

对于足跟痛的早期症状，我们针对患侧足与对侧手掌相对应的点，用牙签刺激，疼痛很快就能缓解。这是《难经》中"下病治上，上病治下"的体现。我国著名的"火柴棒医生"周尔晋的"人体 X 形平衡法"，就是这种治疗方法的典型体现。

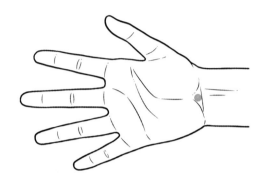

● 操作方法

按压操作：用指甲掐压或用牙签钝头按压穴位
50～100下，也可酌情增减。

艾灸操作：可以用艾灸的方法来缓解足跟痛。

注意事项：这种方法可以缓解疼痛，但不能治愈
骨刺。

颈椎酸痛

按压同时活动颈部

● 宣肺调气，排除湿寒

很多人认为颈椎酸痛是颈椎病的表现，其实不完全是。酸痛是一种不适感，一种紧迫感，使身体处于一种不是疼痛，而是不适的状态。

在中医看，颈椎酸痛不是经络问题。酸和痛不是一种东西，疼和痛也不完全是。酸和痛在中医里属于寒湿的状态，既有寒又有湿，往往是内脏的虚弱造成所属经络的状态。治疗颈椎的根本是调节脏腑的情况，使所属经络强健起来，排除寒湿，帮助消除症状，是从内到外的调理。

我们需要做的是通过调整肺来调气、宣肺、排除寒湿。所以，我们按压的这个穴位是很重要的能量穴，通过调节肺经的能量，可以调节肺的功能，解除寒湿。

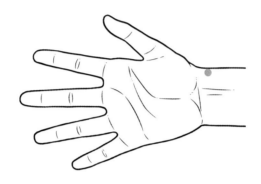

● **操作方法**

按压方法：用牙签钝头按压 100 次以上，按压的同时活动颈椎。

现在，人们因颈椎病导致的问题很多，我个人觉得很多心脑血管疾病和颈椎问题是有一定关系的。

颈椎问题不仅仅是局部问题，其内里来源于肝郁肾虚，肩周、脊柱都会经络不通。因此，调理颈椎必调经络，必调脊柱，内调肝肾筋骨。

操作方法：

这个二郎担山罗汉式组合是按以上思路调整颈椎和肩周的，对改善腱鞘炎和消除富贵包也有不错的效果。做50～100次，微微出汗为佳。经期、孕期人群可做。

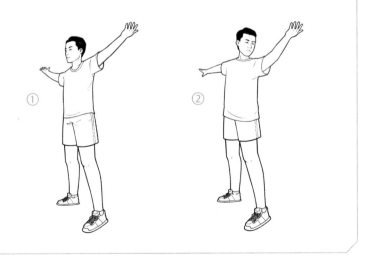

① ②

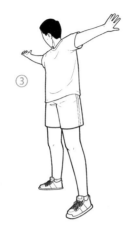
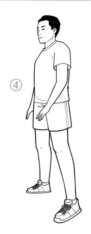

动作要领（可扫下方二维码学习）

1. 双足开立，与肩等宽。立身正直脊柱松展，双目平视，呼吸自然。

2. 双掌舒展，经体前由下向上交叉，向外划弧，展臂平举于体侧，掌心向上。

3. 用腰带动上身左右扭转，随势手掌反覆，拧转手臂：身转向左，左臂外拧掌朝天，右臂内旋掌覆地；身转向右，右臂外拧掌朝天，左臂内旋掌覆地。如此往复行功。

4. 收式：身体回正面向前方，双掌舒展，双臂自然下落归体侧。

鼠标手

按手穴松肌肉

● 放松肌肉，缓解痉挛

鼠标手是我们过度使用鼠标最容易出现的问题。鼠标手的产生是因为人们长期处在一种力学框架下，这对肌群造成了损伤。我们按压的这两个地方就是常用鼠标的人手上容易受损的肌腱的附着点，体现了中医里面的经筋治疗。经筋不是经络，经筋代表着中医对身体的力学状态的认知。当我们长期使用鼠标，肌肉持续痉挛就会损伤经筋。刺激治疗经筋的穴位，可以使经络恢复正常。

这种方法对预防和治疗早期鼠标手的效果很好。但如果鼠标手一旦形成了，达到腕关节损伤的时候，这个方法就不太好用了。如果大家经常按摩这两个地方，还是能在一定程度上缓解鼠标手的症状的。

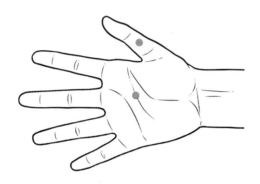

● **操作方法**

按压操作：用指甲掐压或用牙签钝头按压穴位50～100下，也可酌情增减。

肩周炎

按压并活动双肩

● 缓解颈椎型肩周炎疼痛

肩周炎是临床常见疾病，一般是由经络不通导致的。肩周炎可以具体分为两种：一种是颈椎型肩周炎，是颈椎病造成的肩部疼痛；另一种是老年性的肩周炎，是随着年龄增长功能减退造成的。对这两种肩周炎，患者不好区分。老年性的肩周炎早上起来会特别疼痛，活动之后会减轻；而颈椎型肩周炎和颈椎疼痛是同步的。按压手穴的同时活动双肩，对缓解颈椎病所导致的肩膀疼痛效果很好，对老年性的肩周炎效果就较差。如果肩周炎已经严重到发生肩部粘连，这种小方法就没有什么效果了。因为老年性的肩周炎一般都是内脏产生的病变，不是手穴所能解决的。

注意事项：大多数人的肩周炎和颈椎病是有联系的，很多时候对颈椎的康复和保健也会减少肩周炎的产生。

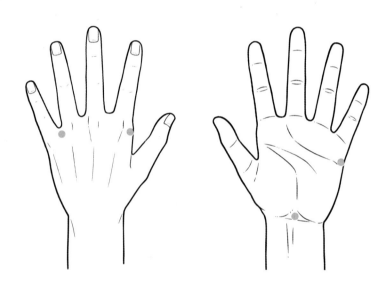

● 操作方法

按压操作：用指甲掐压或用牙签钝头按压穴位50～100下，也可酌情增减。

操作方法：

　　肩部疼痛（包括肩周炎）、按摩脚部第四、五趾缝之间，有通经、活络、止痛的作用。双侧各按压 100 次左右。同时活动肩部。

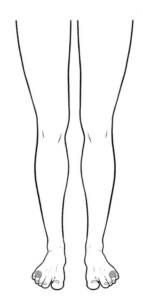

温馨提示：

　　肩痛，同时伴有呼吸急促、眩晕、出汗等症状时，一定要及时就医。

现在很多人长期久坐于办公室或者长时间开车，长期保持一个姿势，加上受寒或者劳动过度，身体寒湿，阳气不足，往往会导致肩骨胛缝疼痛。

操作方法：

按压图中手指标示处至少100下，同时活动肩胛，以脊柱响动或者疼痛减退为有效，可以天天做，孕期不忌。

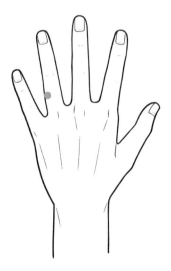

落枕

按压后溪穴并活动颈部

● 按压后溪穴，早用效果好

落枕是我们常见的症状，其发生率非常高。落枕后可在手上取后溪穴按压。后溪穴位于第五手指关节远侧横纹头赤白肉际处，用牙签按压穴位的同时活动颈部，缓解疼痛效果很明显。按压后溪穴治疗落枕的时间越早越好，晚了之后效果就会变差。

为什么会出现落枕呢？大家都知道，骨骼调节经筋和肌肉的松弛或紧张。与桅杆的结构原理类似，骨骼实际上是由两边的肌肉拉力对等来固定的，当一边拉力很大，另一边拉力很小的时候，骨骼会被牵拉出原来的位置。按压后溪穴，能使挛缩肌群恢复正常，使两边肌肉的拉力相等，骨骼就会归位。这是一个可以接受的解释。但是真正的按压后溪穴怎么缓解落枕，在中医里的解释不是那么简单，它是整个经络的原因，与气血的充盈、经脉的流畅有很大关系。

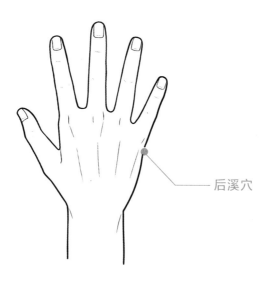

———— 后溪穴

● 操作方法

按压操作：用指甲掐压或用牙签钝头按压穴位50 ～ 100 下，也可酌情增减。

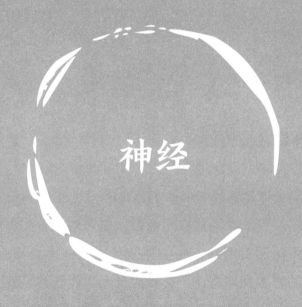

神经

三叉神经痛

按压手背缓疼痛

● 清虚火缓疼痛

三叉神经痛也是一个西医学概念，中医里没有这个说法。三叉神经痛在中医里属于面痛或者头痛的范围。中医侧重的并不是描述症状或者解决局部症状，中医的根本观点是，所有我们看到的症状都是有内在原因的，而消除内在原因才是真正解决问题的方法。这就如我们解决一些人的心理问题，根本不是要改变他现在的行为，而是找到导致他出现问题的原发问题，要通过解决原发问题才能解决现在的问题。

具体到三叉神经痛，中医认为痛的原因来自内部，是一种虚火状态，这种状态通过调整身体能源的调配可以缓解。我们提供的这个按压点，就是来缓解疼痛的。大家可以尝试一下。

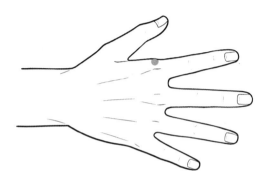

● **操作方法**

按压操作：用指甲掐压或用牙签钝头按压穴位50～100下，也可酌情增减。

坐骨神经痛

刺激手部调整身体力学框架

● 身体力学框架的失衡

坐骨神经痛是中老年人的常见病，属于"生活方式病"。这话听起来很奇怪，但如果你了解到骨伤的问题大多是力学问题后，你就可以明白了。首先，有几个女性在怀孕期间腰不痛的？几乎没有吧！前面加了一个十千克的东西，会加重腰部牵拉，这是很明显的。如果一个男性一直长着一个十千克的大肚子，腰是会被拉坏的。

坐骨神经痛很大程度上是因为身体力学框架的失衡，导致了椎间盘的突出对旁侧神经产生压迫，造成疼痛。那么，我们刺激手有什么用呢？实际上对于力学框架的调整，并不是说把骨头正回来就可以了。在处理腰部问题的时候，我们会发现，问题实际上往往源于足部，足部的力学才是真正对全身力学的配置，而脚部力学的点又与手部有关。我们在刺激手部的疼痛点时，腰部的疼痛就会减轻。从结果倒推的话，一定是出现了一种骨骼力学的变化，使刺激不再持续加重。

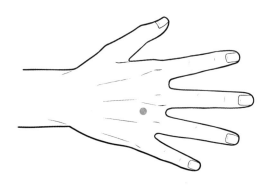

● 操作方法

按压操作：用指甲掐压或用牙签钝头按压穴位50 ～ 100 下，也可酌情增减。

注意事项：此方法仅用于症状缓解，请到医院专科进行规范治疗。

失眠

按压合谷穴上部助睡眠

● 按压合谷穴上部，安神助眠

这个穴位方法源于笔者的临床经验。在临床工作中，对一些人诱导睡眠，我发现按压合谷穴上部，在合谷穴和二间、三间之间的位置很有效。

最早使用这个穴位并不是针对患者，对待患者我们常规用镇静安神、补肾、降心火、心肾不交这个思路来扎针，很少用这个穴位。我用的比较频繁是因发现家里孩子有时候晚上不睡觉，用这个方法拿着他的手按一会儿，孩子就乖乖睡着了，所以我觉得这个穴位非常灵。久而久之，坚持使用此方法就可能让孩子养成早睡的好习惯。

中医里也很重视孩子的睡眠，孩子不睡觉、睡颠倒都不好，要让孩子尽快形成有规律的睡眠。

给孩子使用这个穴位时注意力度要由轻入重，如果一上来就压得很重，孩子可能立刻就醒了。轻轻地、由轻入重地按压，会有一定的诱导睡眠效果。

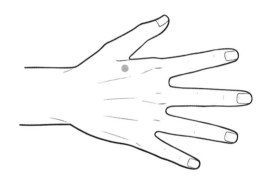

● 操作方法

按压操作：用指甲掐压或用牙签钝头按压合谷穴上部 50 ～ 100 下，也可酌情增减。

注意事项：孕期勿用。

多梦

按压神门穴安神

● 控制多梦调心经

多梦症状虽小，但也很痛苦。很多患者描述每天都在做"连续剧"的梦，一集一集都能接起来，白天上班，晚上也在上班。

多梦，中医判断多属于胆的问题，胆郁痰扰，心神不宁。要控制多梦的症状，主要需要调节心经。因为中医认为心属神志，神志不宁就会失眠多梦，所以多梦根本上还是心的问题。

调心要通过调经络来完成，这是中医的传统取穴思路。通过调节心属经络的穴位使多梦的症状消失，睡眠变得正常。这个穴位就是神门穴。神门穴位于腕横纹处，从手指延伸到手掌根末端凹陷处。

　　神门穴可以安神，安神就不会失神。如果我们能安静地睡眠，那就说明我们的神很安，睡不好就叫神不安。这个穴位能安神，让人睡得好，梦就会少。

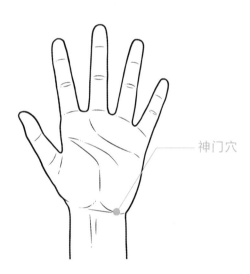

神门穴

● 操作方法

按压操作：治疗时用牙签按压神门穴 100 次以上，少了不行。因为心脏靠左，所以左手的效果更好。

熬夜

手穴保健多休息

● 熬夜就像烧机油

喜欢汽车的朋友们都知道，发动机不能缺机油。对于人体来说，发动机好比人的心脏，中医认为"熬夜伤阴"。换句话说，熬夜相当于汽车在烧机油。身体长期"缺机油"，熬夜可能就会成为猝死的诱因。

养生要讲究"三寒两倒七分饱"。其中的"两倒"就是指睡子午觉。好好睡觉对心脏有好处，熬夜则会伤害心脏。为了防止心脏出现问题，首先就是不熬夜。

如果在不得已的情况下已经熬了夜，可以用下面的手穴方法进行保健。如果发现某个点按压时特别痛就要小心了，这说明身体已经由于熬夜出了一些小问题，必须注意休息了。

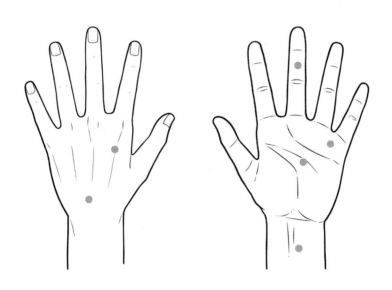

● **操作方法**

按压操作：按压如图所示的六个穴位点，每个穴位点按压 50 ～ 100 下。

打呼噜

多种方法搭配用

打呼噜不仅影响家人睡眠，而且还存在窒息的风险。打呼噜的原因有很多，我们把缓解症状的方法分享给大家。以下几个方法，可以搭配起来用。

● 按压液门穴

因咽部水肿导致的打呼噜症状，可以通过按压液门穴来缓解。

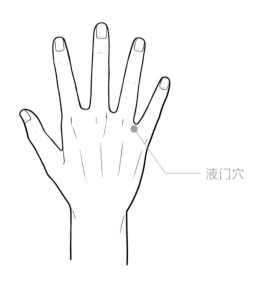

液门穴

● **操作方法**

按压操作：每日用牙签钝头按压双手液门穴各 50 下，坚持一段时间，可帮助消除咽部水肿。

液门穴快速取穴法：抬臂俯掌，手背第四、五指指缝间，掌指关节前可触及一凹陷处即是。

应急小妙招·打呼噜

少商穴贴如针贴

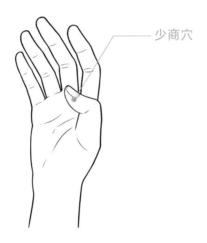

少商穴

操作方法:

如针贴操作：入睡前在手部双侧少商穴各贴1小块如针贴。

温馨提示:

少商穴快速取穴法：手大拇指指甲底部边缘与桡侧引线的交点，赤白肉际处即是。

　　我们经常听到周围的人讲自己工作压力巨大，感觉身体被掏空。相信你也知道恢复体力的最好办法就是早睡早起、多做运动。道理大家都懂，可实际情况却不尽如人意。在繁忙的加班后谁还有力气再去专门锻炼啊？坚持作息规律更是难上加难！那这种情况要怎么办呢？下面给大家带来两个缓解疲劳的小妙招。

按揉、艾灸涌泉穴——提高深度睡眠质量

　　操作方法：涌泉穴是少阴肾经的起点，有温阳补肾、抗疲劳的功效。可以按揉涌泉穴 50 下以上，也可以艾灸涌泉，有助于深度睡眠。

　　涌泉穴快速取穴法：蜷足，足底前 1/3 处有一凹陷处，按压有酸痛感处即是。

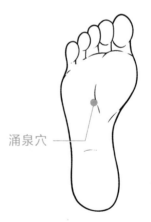

涌泉穴

臂穴刮痧缓解疲劳感

操作方法：刮痧图中标示部位缓解疲劳效果好，刮痧至出痧为止，每天 1 次。

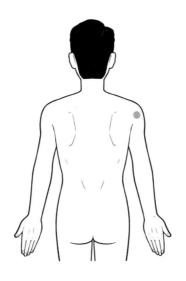

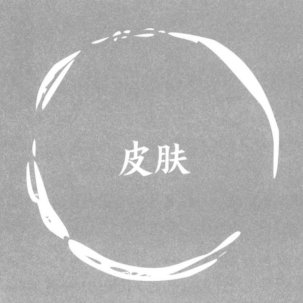

皮肤

带状疱疹

刺激小指穴位

● 奇穴清肝火有奇效

带状疱疹是一种患者感觉非常痛苦的疾病，曾有患者描述说"皮肤就像火烧一样"，烧得人甚至有自杀倾向，痛苦程度可见一斑。中医认为带状疱疹为肝胆有火，火性上炎，即会产生皮肤像灼烧一样的疼痛感。所以，要想改善这一症状，需要去泻火，而泻火的穴位就在小手指的这个节上，即龙眼穴。龙眼穴位于手指侧二、三骨节之间。这个点属于奇穴，不是常规穴位，但是效果很好。带状疱疹早期的症状，如疼痛、水肿，用这个穴位效果是最好的。放血较按压更好。但是，带状疱疹后期用这个穴位效果就差很多。因为很多时候问题并不在经络表面，而是出现在内部。针灸只是疏通经络，真正的调内脏还是中药有效果。

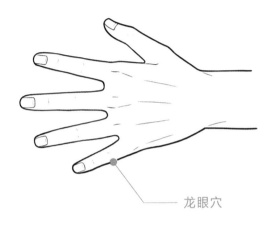

龙眼穴

● 操作方法

针灸操作：用比较尖锐的牙签头来刺激穴位不少于100下。

放血操作：可用血糖针在龙眼穴刺血，挤出 2 ～ 3 滴即可，效果比穴位按压更加突出。

温馨提示：使用牙签进行百次以上的刺激，相当于针灸的效果。如果不怕痛，可以用牙签尖锐的一侧，怕痛可以用牙签较钝的一侧。

中医认为"心其华在面"。脸是用来观察心脏气血通畅情况的仪表盘，经络不通，脸上就会长斑点，或是长各种赘生物。很多老年人脸红扑扑的，都是"虚阳外越"、心脏功能不全的表现。

操作方法：

按图示，以离心方向推心包经，疏通经络保护心脏，可以缓解或者消除斑点。

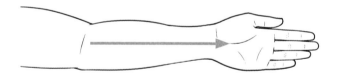

脱发
食疗加刮痧

　　曾几何时，人鱼线、马甲线、鲨鱼线等都是爱美人士努力追求的目标，但是时至今日，人们越发地发现另一条线才是王道——发际线！

　　茯苓加刮痧，摆脱发际线尴尬。

　　中医里有个概念叫"发为血之余"，头发是血亏或血热的一个判断指征。血亏，头发就会脱落，如果血太热，头发就容易出油。熬夜很容易形成阴亏血热的状态，会造成脱发和出油同步出现，这就是经常熬夜的人群头发会变少的缘故。此外，头发还是一个"情绪器官"，当人的情绪处于焦虑状态时，也容易造成肝血急剧不足，进而大把地脱落。

　　对于解决脱发问题，除了改变不良的生活作息之外，我们还可以试试食疗和穴位调理。

从我的临床经验来看，使用茯苓进行治疗在脂溢性脱发早期有一定功效。这能保证我们身体土壤里的活性，也就是健脾祛湿。脾胃是我们身体的土壤，土壤正常，一切都会正常。我个人补脾胃就服用茯苓，可在药店购买茯苓。茯苓饼是北京的传统名点，相传当年慈禧太后比较爱吃，也是一种传统的养生食物。

食用方法：将茯苓磨成粉后密封收藏，每日服用2～3克。可煮粥、煮饭等，需要坚持服用几个月。

手臂上，有一个穴位，按压或刮痧，缓解脱发效果不错。

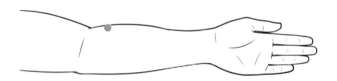

● 操作方法

按压或刮痧图中标示部分，若刮痧，须刮至出痧，每天1次。

面部保健

合谷穴按摩增强血液循环

● 按摩对抗面部下垂

"肚腹三里留，腰背委中求，头项寻列缺，面口合谷收"，这是针灸学里一个很有名的《四总穴歌》。我们针灸治疗面部神经麻痹，用的是四大总穴之一的合谷穴。从中我们可以看到，古典针灸认为"面口合谷收"，就是说头面部的所有疾病，几乎都可以通过刺激合谷穴来改善，合谷穴也是面部美容的保健要穴。合谷穴位于手背的虎口处，在第一、二掌骨之间，第二掌骨桡侧的中点处，是手阳明大肠经原穴，主表，能宣泄气中之热，升清降浊，有宣通气血的功能。

我曾见过老中医用针轻捻合谷穴，使面神经麻痹

143

患者下垂的脸部、嘴角上提。可以用手部对合谷穴摩
擦对抗面部下垂。

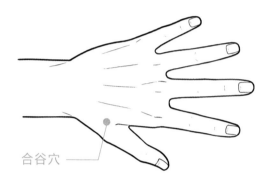

合谷穴

● 操作方法

按摩操作：每天可以按摩双侧合谷穴，各 50 下，
增强面部血液循环，提拉面部，延缓衰老。

快速取穴法：以一只手的拇指骨关节横纹，放在
另一只手拇指和食指之间的指蹼缘上，拇指尖下压处
即是（如图）。

温馨提示：孕期请勿刺激合谷穴。

气色差

艾灸劳宫穴

● 好脸色要养心

时间是我们最大的敌人，转眼间青春年少的日子就一去不复返了。服用了很多保健品，买了不少"天价"护肤品，却依然掩饰不住皱纹和白发。《黄帝内经》提到："女子五七，阳明脉衰，面始焦，发始堕……"意思是说，女人在"五七"（35岁）时，面容开始憔悴，头发开始脱落，如果不好好保养，就容易面色暗淡无光、皮肤差、气色差。

如何缓解这一衰老过程呢？我们常常听到说"相由心生"，我们的容貌是由内心决定的。所以美容首先要养心。

人们常说 30 岁之前的容貌，是爸妈给的；30 岁之后的容貌，是自己给的，这句话很有道理。

中医讲心在面为华，心好才会有好脸色。因此只有内心改变，我们的面容才有可能改变。

而坏心情则会带来坏面相，就像有的人总爱发脾气，慢慢地，就会变得横肉丛生。

我们的脸色与气血关系密切，而情绪会主宰面部的血液循环。

养心可以艾灸劳宫穴，能改善气血不足的问题。

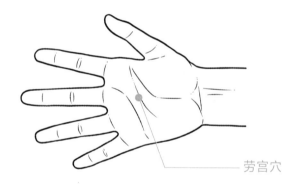

劳宫穴

● 操作方法

艾灸操作：艾灸劳宫穴位置，每天 1 次，每次 3～5 分钟。

注意事项：孕期及体弱人群慎用。

脾胃为后天之本，生血化气。足三里穴是最佳选择，可以温补阳气。脾胃之色为黄色，面色发黄多为脾胃虚弱。而足三里穴是身体的强壮大穴，艾灸足三里穴能很好地改善面色。

操作方法：

每日每侧艾灸图示位置 15 分钟。

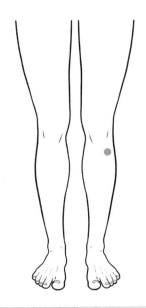

快速取穴法:

站位弯腰，用同侧手虎口围住髌骨上外缘，余四指向下，中指指尖处即是足三里穴。

应急小妙招·肾虚老态

中医对补肾一向很重视，这是因为肾精亏虚，人就容易衰老。白头发、睡眠不好、更年期综合征、眼角皱纹、黑斑……很多都是肾虚导致的。

给大家介绍一个补肾美容的驻颜方法，男女都适用。

操作方法:

手指尖放入肚脐眼内，向双脚方向呈 45 度角向下、向体内按压，按压肚脐眼内壁下缘半分钟，不要过度用力，不轻不重有压力感即可。

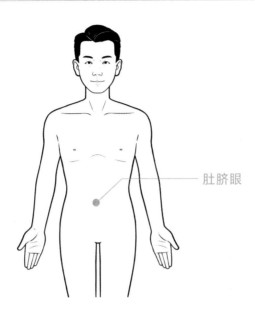

肚脐眼

　　这期间脑子要放空，专心数自己的呼吸。每天按压1次就可以，要坚持。

皮肤油

按压前臂四渎穴

油性皮肤的人群往往伴随有毛孔粗大、皮肤粗糙、痘痘肌，甚至脱发等问题。除了注意外用补水的护肤品外，我们还可以通过调整身体内环境来改善这些尴尬的状况。

● 按压四渎穴

我们的前臂有一个穴位叫四渎穴，这个穴位具有祛湿降浊的功能，对改善油性皮肤效果比较好。

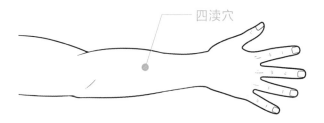

四渎穴

● **操作方法**

每次每侧按压 100 下，要坚持一段时间，可缓解症状。经期也可按压。因油性皮肤者多是内热体质，因此身体的调理还是很需要的。

快速取穴方法：手背阳池穴与肘尖连线上，肘尖往下七横指处。

　　脸上出油，西医认为是内分泌方面的问题，中医则认为是胃热引起的。可按压针对内分泌、胃的两个穴位，效果不错。

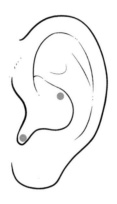

操作方法：

　　每天用指甲掐压上图标记的两个穴位各 100 下，或者在穴位处贴耳豆。

温馨提示：

　　贴耳豆又叫"压丸法"，通常使用王不留行籽做成耳豆贴耳穴，每次贴一侧耳朵的穴位，隔日更换贴另一侧。药店和网上都可以买到耳豆。

　　耳轮顶部的耳尖穴这一区域属肝经，肝经不通畅、瘀滞化火，可能会造成睑腺炎、皮肤瘙痒、长痘等皮肤问题。在耳尖穴刺血可通瘀清火，改善以上症状。这个办法有助于退烧、降血压。

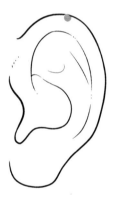

操作方法：

　　放血操作：有效穴位于耳朵最高处，局部消毒之后用放血针刺破，挤出两三滴血来即可，每日1次。

温馨提示：

　　操作时做好皮肤的消毒工作，用血糖针取血即可。

操作方法：

手足三阳与督脉会合于大椎穴，在大椎穴处刮痧能有效减少痘痘的出现。

快速取穴法：

低头，颈背交界处，椎骨高突处的椎体下缘凹陷处即是。如果高突处不明显，可用手指摸着颈椎，同时活动颈部，不会跟随头颈移动的椎体为第一胸椎，其上的凹陷处就是大椎穴所在之处。

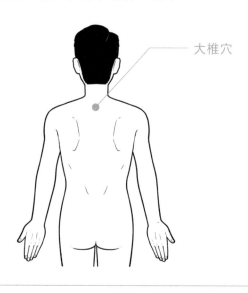

大椎穴

多汗

按压手掌心包经

● 坚持按压，缓解多汗

出汗大致可分为两种情况：一种是生理性的，比如天气炎热造成的；另一种是病理性的，如多汗症引起。如何缓解呢？

中医认为"阳加于阴谓之汗"，而"汗为心之液"，因此可通过刺激心所属的经络来调心，来控制心所主的液的正常分泌。所以，缓解多汗的症状，可以通过按压手掌上心包经的穴位来实现。该穴位位于中指和无名指指缝与腕横纹连线的 1/3 处。因为多汗是一个整体的身体状况，并不只是局部问题，所以该按压方法需要长期坚持使用。

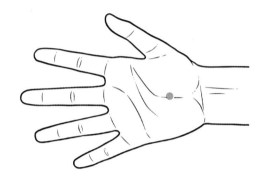

● 操作方法

　按压操作：按压双手的上图标注穴位处，每次不少于50下，不少于10天。

应急小妙招 · 烫伤

操作方法：

烧伤、烫伤后第一时间用白糖加水湿敷到创面上，能够有一定的修复作用，创口没有破溃可以使用。

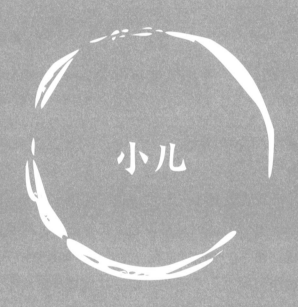

小儿

小儿厌食

按双手四缝助消化

● 按四缝吃饭香

小儿厌食就是小儿食欲减退。解决小儿厌食的根本方法是补脾胃，但是对于急于想解决小儿厌食的家长来说，还有一个办法也有一定效果，即按四缝穴。

按四缝解决的是消化问题。其实最早是给小儿进行针灸治疗，但是对于孩子来说疼痛感比较强。我在承接了儿童无痛针灸的课题后，就开始寻找一种替代方法，发现用牙签代替针即可。通过刺激双手穴位，调理脾胃，胃的经络疏通之后，就能容纳更多食物。

小孩的脾胃和我们大人的脾胃不同。我们的脾胃有一种"情绪感"，即使我们不想吃，但身体需要，我们也能吃下去；但小孩不一样，如果他不想吃，那他一口都不会吃。如果要改变孩子的饮食状况，光靠调整食物的色香味是没有用的，还要解决孩子身体内在的问题。

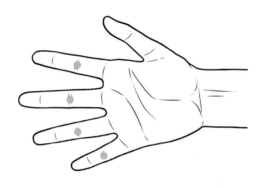

● 操作方法

按压方法：用牙签在双手的每个点上按压10～20次。

小儿补脾胃

向心端推大拇指桡侧

● **脾胃病，百病生**

小儿不吃饭是父母最大的心病之一，家长最关心的就是孩子的吃饭问题——不吃饭或者吃太多。这在西医里是两个问题，但在中医里是一个问题，就是脾胃有问题。不吃饭是脾胃弱，吃太多是胃强脾弱。

那么，脾胃是什么呢？如果把我们身体比作一个机器，在进行原材料加工以后，我们就会用能量来补充自己，然后把垃圾排出去，这个机制就被称为脾胃的功能。胖人、瘦人都是脾胃不好。胖人是吃进去的东西排不出去，瘦人就是吃什么吸收不了，都排出去了，这都是机制有问题。

中医认为脾胃一病，百病丛生。脾胃是化生气血的，气血不足，当然百病丛生。而从现代科学角度来讲，我们的身体每时每刻都在和外面的能源进行物质和能量的交换，如果交换的东西不足以使我们的身体维持正常的运行，那么就会有疾病产生。

　　所以，补脾胃才是对我们真正的保健。

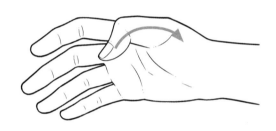

● 操作方法

　　推压方法：根据图上所标位置，自大拇指桡侧由指尖向掌根方向推至少 100 下。

小儿肺炎

少商穴、商阳穴按压或放血

● 少商加商阳，宣肺清肠

　　小儿肺炎是小儿常见的疾病。在打针、吃药的同时，可以用牙签刺激少商、商阳两个穴位，如果可以用血糖针放血，效果会更好。

　　小儿发热的病机有两种：一种是寒；另一种是积。

　　所谓"寒"，就是受凉了。大家都知道洗澡之后吹风容易感冒，这种就是受寒。受寒伤的是肺，肺失宣降，就会咳嗽；而肺失去了对汗毛孔的调节功能，就会发热。

　　关于"积"，有很多症状提醒家长孩子可能要发热。第一，大便不正常，孩子几天不排便或者大便很臭、很干；第二，口气很重；第三，孩子的手心很热。这几个症状综合起来，意味着孩子在一周之内就可能要发热。而这些症状又都指向一个原因，就是小儿腹内有食积。食积是很常见的小儿发热的病因。肚子里只要存积了食物，大便不能顺利地排出去，就容易导致发热。

我们刺激的这两个穴位：一个是宣肺，清掉表面的寒气；另一个是清肠，把食积去掉。两个穴位都能解决外感导致的肺炎发热问题。如果是症状早期，这两个穴位是可以缓解的。

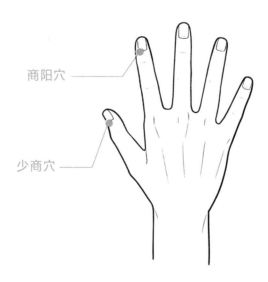

商阳穴

少商穴

● 操作方法

　　按压操作：用牙签按压图示两个穴位 50 次，如果用血糖针放血，效果更佳。

小儿吐乳

刺激中指关节

● 吐乳有时可致呛咳

小儿吐乳实际上是小儿呕吐的一种反应，这种呕吐有时候会呛到孩子。所以说，虽然这种症状看似很常见，但也是有一定风险的。

针对小儿吐乳，我们一般会刺激小儿中指近心端指节弯曲时的位置（如图所示），有降胃平逆、止呕吐的效果。

需要注意的是，吐乳这种症状很多时候意味着小儿的饮食不消化，也可能是喂奶太多。所以，适当减少喂奶量很重要。不对小儿饮食进行调整，单纯的穴位按压是解决不了问题的。

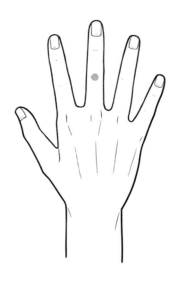

● **操作方法**

    按压操作：刺激小儿中指在图中标注的位置。用
手指掐按 40 ～ 50 次。

应急小妙招·小儿腹泻

　　5岁之内的小儿腹泻可以用下图捏脊方法解决，范围是从腰到尾骨，从下到上捏10次，红润为度。部分类型腹泻初期，早治疗有奇效。

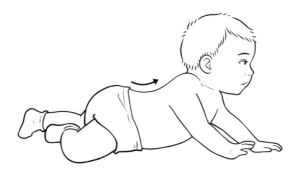

小儿惊吓

掐老龙穴治失眠、绿色便

● 掐老龙穴，解决受惊失眠、绿色便

"惊入心、恐伤肾"，受过惊吓的孩子除了在两眉之间发青之外，还有一个表现是比较黏人。因为"惊入心"，心伤导致心不强大，孩子就会比较喜欢和强有力的力量在一起。"恐入肾"，恐的程度严重了，孩子会表现得特别胆小，这种情况最终会导致孩子发育缓慢，以及脾胃功能弱。

受惊吓是每个孩子成长过程中都会遇到的情况。如果对此没有进一步处理，孩子长大读书时，容易注意力不集中。惊吓程度比较轻的症状，可以用掐老龙穴来解决，程度重的就需要调理了。

很多时候大家会发现，很多孩子的两眉中间的下方是有青筋的，可能是中医所说的受到了惊吓。惊吓会对小儿的神经系统产生影响，导致小儿晚上睡不安稳，一个比较极端的情况就是小儿会排绿色大便。

　　小儿受惊需要补脾土加掐老龙穴。老龙穴，位于中指甲根部正中后 0.1 寸处（如下图），主治惊风、高热抽搐、虚脱气闭、昏迷不醒等。对小儿惊吓的缓解效果是显而易见的。小儿受惊排绿便，如果不掐"老龙"，是很难处理的，一般的方法很难解决。

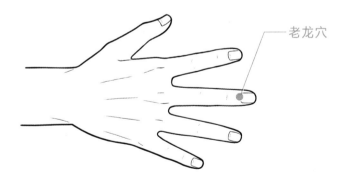

老龙穴

● 操作方法

　　按压操作：用指甲掐压或用牙签钝头按压上图中所示老龙穴 200 下，也可酌情增减。

　　按摩操作：顺时针旋摩拇指指腹 5 分钟（末节螺纹面），即补脾土。

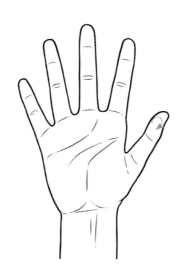

小儿出鼻血

中指系绳紧急止血

出血是一种身体的自我调节。中医有"血汗同流"的说法，在身体内热很大的情况下，出血也是缓解身体功能的一种表现。而小孩子是"纯阳之体"，因此也很容易出血。此外，气候干燥也会导致小孩子鼻出血。

虽然鼻出血大多不是什么大问题，但若是经常出血，也是很严重的。鼻出血在中医里有肝热、胃热、肾阴亏虚、虚火上炎等征候。我们这里只是介绍小孩子鼻子出血的紧急处理方法，不对证型做过多的阐述。

小孩鼻子出血之后，建议采用中指根部系绳止血法。"捆绑"是古代医生用于治病的一种方法，现在看来仍然是很有用的。很多人想要通过这个方法治愈鼻子出血，说实话，我们的小妙招没有办法帮助大家解决疾病方面的问题，只能解决一些小毛病。

● 操作方法

系绳操作：在双手的中指根部各系一根绳（如图所示位置），系上之后鼻子出血就会停止。

注意事项：系绳的松紧要适度，以不影响血液流动，且手指微凉为宜。

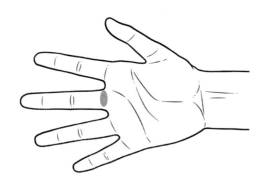

应急小妙招·轻度砸伤

　　砸伤是很痛的，如果小孩子被砸伤了手脚，用葱外敷有一定的止痛作用。葱属于温性药物，有一定的活血化瘀作用。

操作方法：
把葱内膜外敷到局部。

小儿疝气

掐按大拇指中部

● **掐按大拇指配合热敷**

疝气是小孩常见的病，发作起来会很痛，中医认为这是由于肝经的约束功能下降所导致的。我提供的治疗方法是掐按大拇指的中缝位置。这是个经验用穴，中医称为奇穴。奇穴和正穴不同，正穴是有经络的，奇穴是经络之外散在的一些有效的点。

这个穴位主要用于缓解疝气的疼痛，就是通过按压穴位很好地疏通经络，使经络瘀滞或者血瘀壅塞不通的状态得到改善，之后疼痛就减轻了。中医有"痛则不通，通则不痛"的说法，按压起了一种通畅的作用，该按压方法配合局部的热敷效果会更好。针灸有的时候相对单薄，配合中药效果显著。

针刺也有效。大家用牙签按压就行了。

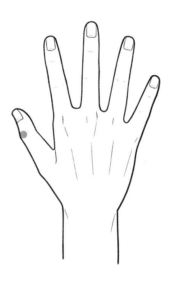

● **操作方法**

按压操作：用指甲掐压、针刺或用牙签钝头按压穴位 50 ～ 100 下，也可酌情增减。

艾灸操作：用艾灸的方法局部灸图示穴位之后，症状同样会得到缓解。

小儿便秘

从手背底部推向食指尖部

● 针对实热型便秘疗效好

　　使用这个方法治疗便秘时，要考虑孩子的年龄。3岁之内效果最好，3～5岁效果可能会差一些，就需要手法重一点。七八岁以后，手法要特别重才行。因为小儿的皮肤比较敏感，推拿刺激过程对经络有很好的效果。

　　这个方法的使用主要针对实热型的便秘，就是大便干、臭、排不出来的状况。从手背底部推往食指的尖部。如果大便很软，但是排不下来，就是气虚性便秘，这种情况不太适合用此方法。这个方法对成人也有效，但是单纯按压效果不太明显，必须达到刮痧的程度才有用。

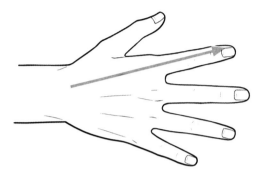

● **操作方法**

推压操作：从手背底部推往食指的尖部，推300～500下。

白萝卜熬水外洗

用白萝卜熬水外洗痔疮效果很好。我有个患者用这个办法外洗，竟作用显著。肺与大肠相表里，萝卜是肺药，使用它是有道理的，安全、不费钱，控制症状又很快。

特别专题

婴幼儿病情的初步判断

在小儿的中医四诊里，最重要的是看食指侧面的"三关"。因小儿初生，五脏血气未定，所以一般给3岁以内的婴幼儿诊断时，必辨三关部位的脉纹形色。

三关的具体位置如下图所示。

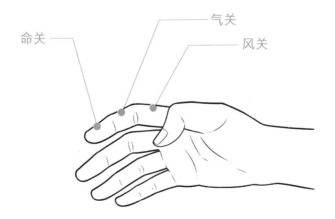

食指的前三段分别为风关、气关和命关。

三关脉（也称指纹）是位于小儿食指靠近虎口所在的这一侧的一条青筋。

"食指三关定轻重"，小孩子食指上这条青筋的长短，反映了病情的轻重程度，这条筋出现的位置越高，代表病情越严重。

病情较轻的，青筋仅见于风关。

若到了气关，说明病情较重。

命关在手指的顶部，若命关也显出青筋，甚至向指端延伸，透关射甲了，说明病情非常危重，必须立刻把孩子送进医院，由专业的医师来救治。

除了看三关，还要学会看纹色。

青筋颜色鲜红，一般是外感风寒；紫红色，是内有热症；青色，一般是受了惊吓，有疼痛或惊风；若是颜色泛黑，就说明有瘀血了，病情危重。

需要注意的是，我们在参看三关的时候，不论男宝女宝，左、右两手的食指都要参看，不必分男左女右。

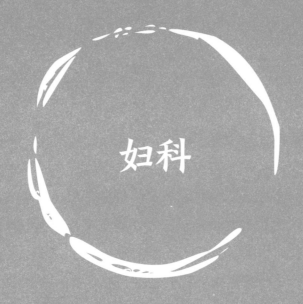

妇科

月经不调

掐按大拇指背侧

● 掐按手穴催月经

治疗月经不调的这个穴位最早是用于催经的，很多人认为这个穴位是制污穴，其实不是。这个穴位体现了我们中医一个很重要的概念——象。

什么叫象？如果我们把大拇指比作一个人体，那么大拇指的下部，就是我们的腹部，按压的这几个点就是在刺激腹部的充血或缺血状态。按压之后刺激子宫充血，月经就会来。

按压此穴位主要解决月经充盈但不通畅的问题，即月经的堵塞状态，就像水池里的水满了之后，把开关打开泄洪一样。并不是说水池里没有水，我们按压以后就有了水。这是完全不同的状态。

按压这个穴位为什么会让身体产生通经的效果呢？这和我们的手穴有一定的开关作用有关。事实上，很多时候人体能产生一个症状，又能解决一个症状。中医讲究"无为"，"无"不是没有，而是让"无"去"为"。身体的修复功能还是很强大的，通过按压这个穴位对身体功能产生调节作用，使身体能很好地解决该症状。

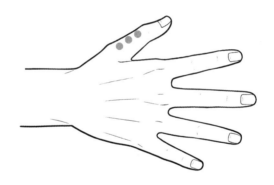

● **操作方法**

按压操作：每天按压 2 ～ 3 次，用指甲掐压或用牙签钝头按压穴位，每次至少 100 下。

注意事项：月经如果迟迟不来或者血量不够，甚至几乎没有血量，按压方法对这种情况无效，应尽快到医院诊疗。

应急小妙招·乳房胀痛

经前乳房胀痛

中医认为"肝升胆降"，身体内的堵塞情况全部与肝、胆两个器官有关。女性月经前或经期时乳房胀痛，包括男性的脂肪肝问题，可常用下图标示的穴位保健。

操作方法：

按压双手对应穴位，每穴每次至少 100 下。

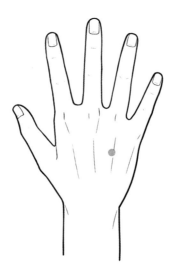

缺乳

少泽穴放血促排乳

● 少泽穴催乳效果好

缺乳还有一种情况就是乳汁分泌不正常，针对这种情况，我们可以通过刺激经络的通畅，使乳汁分泌正常。

这个点在小手指的外侧，中医称为少泽穴，按压、牙签压制，或者有时候放血，效果会更好一点。有患者反映用了之后乳房硬得跟石头一样，乳汁非常多。这个穴位对生产之后的迅速下奶也很有效。

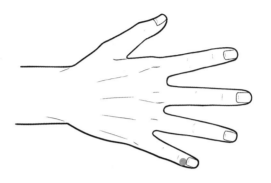

● 操作方法

　　按压操作：用指甲掐压或用牙签钝头按压双手穴位 50 ～ 100 下，也可酌情增减。

　　注意事项：这个穴位只能让已经有乳汁的妈妈顺利排乳，不会增加乳汁的排量。

应急小妙招·催乳

刺激耳穴

牙签刺激耳部的图中标示处。

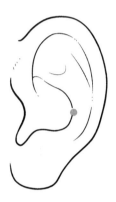

黑芝麻食疗

黑芝麻炒香碾成末，加盐少许拌匀，每日服用 50
克，约 3 天后乳汁会增多。

用葱热敷

将一把葱捣碎，用纱布包好后加热，热敷乳房硬
结疼痛处，帮助催乳。

助产

合谷穴扎针助产

● 合谷穴扎针能助产

在孕妇生产的时候，等待的过程是很痛苦的，很多人等不及就直接剖宫了。我们看到的形体只是一个层面，而人体还有一个能量层面。我在国外工作的时候，遇见过一个女推拿师，力量非常大，一点不比我们这些年轻男子差。但是她生产时选择的是剖宫产，产假之后她再回来上班的时候身体就变虚弱了，推拿到大概一半的时候体力就不支了。中医将这种情况称为"破气"。

过去催产，是在合谷穴扎针，这在历史上也有记载。如果我们不愿意剖宫产，又想助产的话，可以尝试按压下图这两个穴位。要想效果更好的话，还可以配合三阴交。

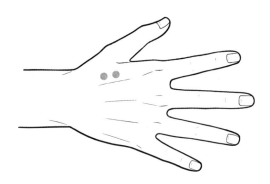

● **操作方法**

按压操作：用指甲掐压或用牙签钝头按压穴位50～100下，也可酌情增减。

食疗小妙方·产后腰痛

产后腰痛很常见，腰痛厉害得如折断之痛。每日早起后马上服用黑豆汤，这样不容易留病根。

操作方法：

300克黑豆煮开10分钟，服用黑豆水，黑豆不用食。

崩漏

按压食、中指赤白肉际

● 月经不停，按压手穴

　　崩漏是妇科较为常见的问题，是一种月经不停止的状态，少量持续的出血称为漏，大量出血称为崩。我们讲的这个穴位，是我临床中个人的经验穴，效果很好，位于食指和中指之间的赤白肉际，用牙签压制效果很好。有很多患者使用这个穴位后给出了肯定的反馈信息。

　　为什么这个穴位能止血呢？中医认为出血是经络的离经之血，是经络不通的表现，经络控制不了血液，血液就出来了。那么，这个和血管破裂怎么联系呢？其实我们看到的并不是出血的本相。首先，血液可以在血管里连续地流动，并不是和心脏全部相关。我们做的人工心脏马力要大于自然心脏马力很多倍，都不能很完好地保证所有血管的血流正常，因为血液在血管中的正常流动，还需要其他的动力，比如震动，又如血管的收缩。心脏不是影响血流的全部因素，其他的影响因素在中医里称为气。气不足时，血就会脱；气太足了，血液就会瘀。所以，在按压手穴的时候，就是调节中医所说的气，让血流恢复正常的流速，出血就止了。当然这个原理也只是一家之言，还需要更多的探讨和证据来证明。

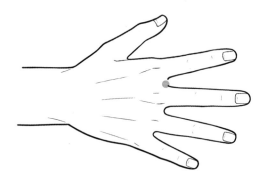

● 操作方法

按压操作：用指甲掐压或用牙签钝头按压穴位50～100下，也可酌情增减。

特别专题

女性身体调养的"黄金三周"

中医认为，女性一生中有三个调养身体的关键时期：青春期、生理周期及月子期。如此看来，女性调理周期最长的还是生理周期。

生理周期是女性改造体质的好机会，我们应当顺应生理周期，进行有针对性的调理，往往会收到事半功倍的效果。

正常月经周期是 28 天左右，刚好可分成四周，每周分别对应不同的生理情况，因此调理月经的重点也不同。

月经结束后第一周：气血双补

经血的排出是个失血的过程，因此月经刚结束时，女性身体多虚，消化不好，此时要侧重补气养血，并且不要熬夜。

宜食用一些补气滋阴的食物，如西洋参和黑豆，对此阶段的身体有很多益处。

推荐茶饮方：西洋参黑豆茶（西洋参1克，黑豆5粒，红枣1枚，一同泡水，代茶饮）。

此外，按压三阴交和足三里穴，也能够补气养阴。

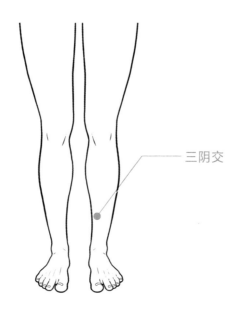

三阴交

三阴交快速取穴法：足太阴脾经，内踝尖上四横指处即是。

足三里穴快速取穴法：站位弯腰，用同侧手虎口围住髌骨上外缘，余四指向下，中指指尖处即是足三里穴。

月经结束后第二周：温阳暖宫

此时为排卵期，阳气充足才能排出健康的卵子，若这一阶段肚子和手脚冰凉是不可的，此时调理宫寒效果最好。调理的重点是给宫腔和腹部提供充足的阳气。

推荐茶饮方：红糖枸杞干姜水（枸杞5粒，干姜2片，红糖适量）。

此外，艾灸气海、关元或者涌泉，可以给宫腔和腹部提供很好的阳气。

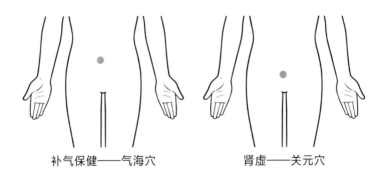

补气保健——气海穴　　　　　肾虚——关元穴

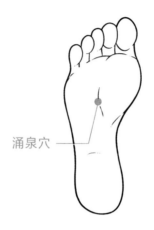

涌泉穴

气海穴快速取穴法：平躺，腹部正中线上，脐下二横指处即是。

关元穴快速取穴法：平躺，腹部正中线上，脐下四横指处即是。

涌泉穴快速取穴法：蜷足，足底前 1/3 处有一凹陷处，按压有酸痛感处即是。

月经来临前一周：行气

经前一周，很多女性会乳房胀痛，还有易怒和冒痘的情况出现，这主要是因为肝气不疏。

气不向下走，便容易虚火上浮，主要是肝气不顺。可以用艾草、益母草泡脚（艾草 10 克，益母草 10 克），促进行气，或者是金鸡独立，以引气下行。

如果冒痘比较厉害，要吃一点疏肝理气的药物，或者按摩太冲穴和行间穴。

平时例假比较多，而且小腹刺痛的女性，可以吃一点益母草蛋（益母草 20 克煮汤，再放入煮好的鸡蛋继续煮，只吃蛋，不喝汤），促进月经顺畅。

注意：这一周不能吃太凉的东西，以防凝血。

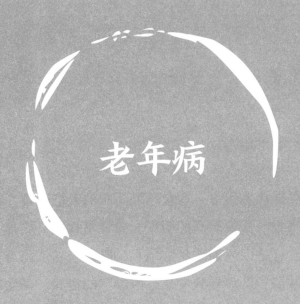

老年病

老花眼
手部掐压日常护眼

● 眼部老化，手穴保健

在日常生活中，有老花眼问题的人群通常在近距离看书报时需要调高照明度，或将书报拿得更远才能看清。这是因为随着年龄增长，眼调节功能出现了生理性减弱，从而导致"视近困难"的症状，而面对电脑和手机的长时间使用，也加快了眼部老化的速度。

这里推荐一个自用的保健方，以前在门诊中用此方法帮助了不少老人摆脱老花眼的困扰。这组手部配穴虽然有些多，但是很有效。中老年人看书报开始出现恍惚感，视物有些模糊时，就可使用此法进行保健。

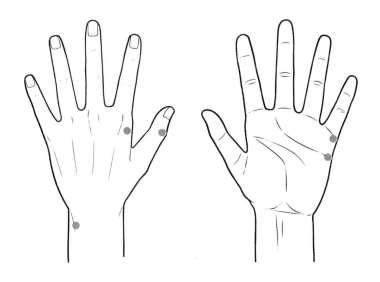

● **操作方法**

按压操作：在如图所示位置，用牙签或指甲掐压，每个穴位每天至少 30 下。

老人失眠

按压心经、肺经

● 心经、肺经上取穴

　　年轻人失眠和老人失眠有一定区别。年轻人的失眠多是由精神紧张导致的，而老人的失眠多是由衰老造成的，和大脑皮层的衰老状况息息相关，所以治疗起来也非常困难。因此，在取穴方面，老人失眠的穴位和前面讲的也不同。这个穴位取心经和肺经的穴位。

　　实际上，老年人失眠，中医称心肾不交，就是说肾不好，心也不好。肾主脑，生髓，大脑的老化和心脏的不正常状态，都会造成失眠，所以治疗失眠要补肾。在中医里，肾属水，肺属金，补肺通过金生水的五行理论，补肺可使肾水上升，心火下降，交通心肾，

失眠的症状也会有所缓解。我们选取心经和肺经穴位
来治疗失眠，就是基于这个机制。

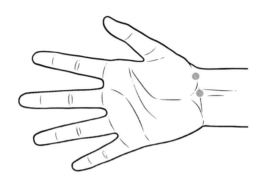

● 操作方法

按压操作：用指甲掐压或用牙签钝头按压上图穴
位 50 ~ 100 下，也可酌情增减。

夜尿

按压小指补肾气

● 穴位掐按来补肾

夜尿对于老年人属于常见的临床表现。因为老年人大都有一些心血管疾病，如高血压、高血糖之类。血压、血糖的指标在睡眠差的情况下变化是很大的，夜尿颇多有时甚至会对身体产生风险性的影响。

中医认为夜尿是肾气不足导致的。在临床上按压手指上的这两个位置，主要是在补肾。肾主二便，肾亏者小便自然有问题。按压此穴位，可以调动肾气，达到从肾气不固到肾气固摄的状态，即从肾功能的低下提高到肾功能的正常状态，这样夜尿的症状就能缓解。

对于症状早期，即老年人突然咳嗽或大笑时有尿的情况，效果尤其明显。按压之后能从一晚上起夜三五次减少到一两次，逐渐缓解。这两个穴位的保健效果也很好。

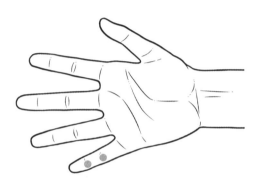

● 操作方法

按压操作：用指甲掐压或用牙签钝头按压穴位，上图左侧标记处按压 50 下，右侧穴位点按压 100 下。

应急小妙招 · 尿频尿急

　　男性前列腺炎导致尿频现象是很常见的。按摩足跟内侧的前列腺反射区，以及足跟外侧的生殖腺反射区，可以缓解症状。年纪大的女性尿频也可以使用这个方法。

操作方法：

每天按摩双足这两处 50 ～ 100 下。

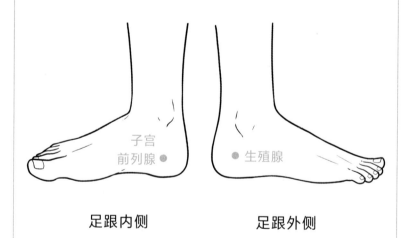

子宫
前列腺 ●　　　　　● 生殖腺

足跟内侧　　　　　足跟外侧

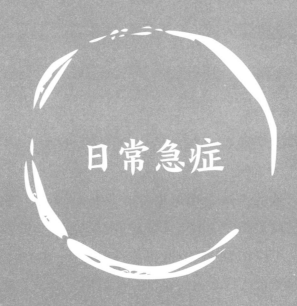

日常急症

昏迷

十指指尖放血

● 情况危急十指放血

急救的方法是用血糖针在手指处放血。严格来说，这应该是专业人士才能做的，但在紧急关头，这个方法可以作为一种急救措施进行尝试。我的学生在旅游途中曾用这个方法帮助一位脑梗病发老人死里逃生，老人通过放血急救以后情况稳定下来，随后被送到医院。

放血的位置，我们在图上标得很清楚，就是每个手指的指尖。其实最早十指放血的位置是十二经的井穴，即少商、商阳等穴位。可是仓促之际，想找到具体的穴位也不容易，后来民间为了更简便，改良成手指尖放血。从我的临床经验来看，手指尖放血的效果非常好，基本等同于十二经穴。

该方法主要起接通十二经脉的作用，中医称为醒神，即让人恢复神志。

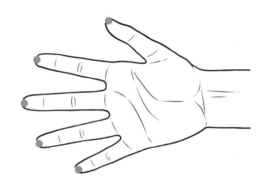

● **操作方法**

放血操作：放血前先用酒精将手指尖消毒，然后用血糖针放血。不用纠结具体的位置，只要是手指尖即可。

注意事项：这个急救法适用于所有的昏迷症状，可以在等待"120"来急救的时候使用。不要移动患者，只在手指尖放血。

腿脚抽筋

手臂刮痧缓解疼痛

● 睡眠中腿脚抽筋可预防、应急

很多人可能都有过这样的经历：半夜翻个身或者伸一下腿，腿或脚突然就抽筋了。发作时疼痛难忍，半夜抽筋时甚至能把人痛醒，且疼痛长时间不能停止，严重影响了睡眠。抽筋，医学上称为"肌肉痉挛"，是神经肌肉异常兴奋引起肌肉不自主、无征兆的过度收缩，经常发生在大量运动后或夜间睡梦中，多发于儿童、老年人群体。

如果中老年人在睡眠时经常腿脚抽筋，可以尝试在脚后跟垫上枕头，轻微拉伸小腿的肌肉和经筋，这样可以预防、减少该症状的发生。在身体舒适的范围内，可以将枕头垫得高一点，以腿有一点不舒服但能耐受为合适的高度。如果抽筋发作且很难止痛，可以尝试用刮痧来缓解。

● **操作方法**

刮痧操作：按箭头方向刮痧双臂图中标注的部位，以出痧为度，一天一次。

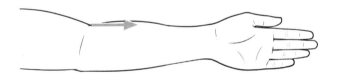

晕针

掐压手穴迅速缓解

● 掐按手穴，平复心情

晕针的患者几乎是每个针灸医生都会遇到的。晕针的症状很急，比如血压降低、心悸、脸色苍白、短时间内出大量汗，以及患者突然晕倒。我曾经在给一个患者扎针时，扎针结束后其陪同者晕倒了，这就是典型的晕针。

如果遇到晕针的情况，不要紧张，让晕针者躺下喝点水，平复一下心情，尽可能缓解。如果出现休克，应立即结合西医的抢救措施进行急救。

处理晕针症状，我们可以用手指或牙签按压图上的标记处，提前按压或者症状刚刚出现时就按压，效果会更好。

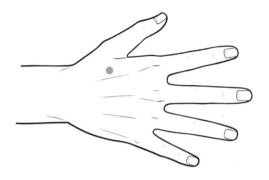

● **操作方法**

按压操作：用指甲掐压或用牙签钝头按压穴位
50～100下，也可酌情增减。

操作方法：

伤湿止痛膏可活血化瘀，生姜有止呕的作用。用伤湿止痛膏把肚脐眼盖住就能控制症状，如果能在肚脐眼里放入生姜后再盖上，效果更佳。

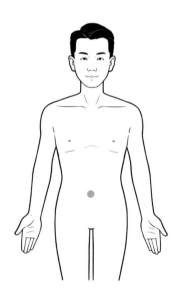

戒烟

按揉"甜美穴"

● 烟瘾来，手穴按

戒烟需要面对的问题主要是依赖，而依赖主要分为生理性依赖和心理性依赖两种。

心理性依赖的戒除需要循序渐进，慢慢去改变；对于生理性依赖，可以通过刺激戒烟穴来缓解。这个穴位位于手太阴肺经的列缺穴附近，距桡骨茎突边缘约一拇指处，有明显压痛的凹陷点即是。

按揉时口中会有甜甜的感觉，因此又叫甜美穴。能缓解生理性烟瘾，改变烟的口味，烟瘾来时掐压此穴有暂时缓解的效果，适合在不允许吸烟的场合使用。

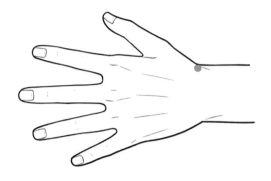

● **操作方法**

按压方法：每日用指甲掐压或用牙签钝头按压双
侧对应穴位至少 200 下，可酌情增减。

后记

我的自助中医说：中医的基础在民间

● **中医的基础在民间**

在我很小的时候，农村里有很多老人都会用一些中医方法，比如捏一捏、掐一掐，或拔罐，来处理一些小不适。我印象最深的就是我在四五岁的时候得了口腔溃疡，特别疼。当时就有个老太太在我溃疡的地方撒了一种土药，我也不知道是什么药，那个药撒上片刻之后，就能像揭纸那样把溃疡的那个白色疮面揭下来，立刻就不疼了。中医这种神奇的效果让我终生难忘。即使后来学习了生理卫生知识，我对中医的认识也从来没有改变过。

但是现在我发现这样的老人越来越少。很多老人都是一发现孩子发热就直接上医院打吊瓶，我觉得这是很不好的。其实在民间，中医就是靠这些老人在长年累月地解决小问题的过程中不断传播的。

我们知道有个成语叫"蜀犬吠日"，说的是在四川长期看不到太阳，有一天太阳出来了，狗看见了都把它当成怪物一样，冲着它叫。所以，我觉得中医的基础一定要回到普通百姓的身上。我相信，没有懂中医的，就没有中医的未来。所以，将中医普及到每一个家庭，这样中医的根才能扎下去。这是我总结小妙招的初衷。

● 新媒体的传播让中医惠及大众

这个工作本来就是中医人应该做的。中医的工作，我总结有三点：第一，为人看病；第二，给大家传播中医知识；第三，就是卖点自己配的药。刨除第三项工作，我们要做的就是看病，以及告诉大家如何用中医的方法来养生。

那么，怎样才能取得更好的传播效果呢？我觉得最好的方式就是用微博。微博是一个非常好的平台，就像一个公开的广播电台，只要百姓用着有效，大家就会去宣传，从开始的几个人，到现在的几十万人共同传播。

但是这样就给人造成一种错觉，好像我是因为有了互联网才开始做这个事，其实不是。没有互联网我也是要做的，这两者之间没有必然的因果关系。只不过是现在有了互联网，传播效果更好。以往通过普通媒体可能几十年才能传播至几百人，现在通过互联网，短时间内就能传播至几十万甚至几百万人。其实，从明清时期开始，中医就已经在广泛传播，当时的偏方书、验方书层出不穷。从那时起，中医就找到了这样一个途径，通过普及小方法来帮助大众。这是一个传统，我唯一的改变就是把这些方子放到了互联网上，仅此而已。

● 小妙招是对共性方法的寻找

我的妙招很少有不灵的，原因就是这些妙招都是经过了真正的理论加工和临床实践检验的。我在二十年的临床实践中，验证了它们的有效性，所以这些小妙招已经是一些普适性的方法了，然后由我提供给了大家。

当遇到类似瘟疫这种大规模的共性疾病时，共性手段的寻找是必需的。

这种思想影响了我在北京的工作。比如，很多人对我治疗近视的方法有意见，觉得我的方法单一，一成不变。其实，在近视发生率极高的今天，这已经完全是一个由外因造成的问题了，和身体没有太大关系。所以，必须寻找治疗近视的共性方案，个性方案已经没有意义了。而小妙招就是对共性方法进行总结的一个典型的例子。

第一，基于我二十年工作经验的积累总结出的小妙招，虽然在传播手段上可能与众不同，但内容仍然是传统的延续。

第二，小妙招是一个将东方的精髓用西方的文化重新包装的典型表现。西方的东西，要求功能稳定，就像构造精密的仪器一样，每天功能都很稳定。但是人的精神状态，每天从早上到晚上，一定是不稳定的。我们把中医里合适的东西重新组合，使它更适合今天的需求。虽然这样做有庸俗化、支离破碎中医的嫌疑，但是在大家对中医没有太多专业基础的情况下，这也是最适合的。就好像你不能对着小学生讲高等数学一样。

● 小妙招救人于危难

中医并不是所谓谋生的技术、创业的手段，人人都应该懂一点。因为人这一辈子可以跟很多东西都不打交道，但是却不能与我们的身体有一点点断绝往来的意思。因为一生当中，我们总会遇到头疼、感冒、发热等各种情况，中医知识是很有用的。

我最亲的人离世的时候，我站在病床前的那种内心的无力感终身难以摆脱。如今的我有力量帮助他们改善状况，但是他们却不在了。事实上，我们努力追求的名利，在生命健康问题上一文不值。在有物质基础以后，要充分关注生命本身。学中医是为了爱自己、爱家人，照顾好爱你的人和你爱的人。无关西医、中医，只为生命本身。

毫不夸张地说，会一些妙招有的时候真的能够在生死一线之际把人救回来。我有一个学生，曾经在青藏高原上发生了腹泻，很严重，这种情况下如果再加上高原反应是非常危险的。但是他自己用妙招解决了。我觉得有的时候当症状发生时，人可能会陷入非常危险的境地，靠医生来解救你，还不如自己会一些方法来得实际。我也遇到过这样的情况。

那是我在北京工作期间，我儿子在老家发生了窒息，当时情况很危急，到了要进 ICU 的地步。幸好我当时正好回老家，赶到医院的时候，家人们正在 ICU 的门口争论到底要不要签字进 ICU。我当时带着自己的特效药，放在孩子的鼻子前面，孩子打了一个喷嚏之后，身体慢慢地就热了起来，脱离了危险。这可能跟气道水肿堵塞有关。我当时不愿意让孩子进 ICU，一来是因为孩子太小，才 1 岁多，而且不允许家长陪着孩子，ICU 里只有护士，还会打那么多针，我觉得吓也得吓出病来。二来，我觉得有时候西医的技术不如中医。西医有时候搞不明白是什么病，它在寻找，而很有经验的中医师有时候凭直觉一下子就找到关键点了。所以，中医的有效性和西医是同理的，会一点就会更有保障，而且这种保障是真实的，不像我们说的"学会数理化，走遍天下都不怕"，可能只是闹个痢疾你就怕了。但是中医不是，你只要会，就能让你的身体保持健康，这才是真实的。

● 让小妙招走出国门

现在我的工作在国内已经取得了一些稳定的成绩，

下一步，我想在国外的市场验证一下。

其实我对中医的发展还是非常看好的。如果小妙招这种既方便理解又疗效稳定的方式能持续地输出到国外，那一定是很厉害的。因为国外的人工很贵，对很多小毛病，一些医生是不理会的。我有一个学生在国外发展得非常不错，我问过他，我说，我就教了你一个月，你出去之后每天就能挣到几百欧元，你没去之前那个地方的人疼痛都怎么办呢？他说，找医生啊，如果能约上医生，就去看，而且那里的医生一般都不给药，实在疼得没法忍了就给个止痛药。如果约不上医生，就自己在家躺着，实在疼得受不了了，就去阳台上晒太阳，晒一晒会好一点。我听了之后感觉这不就是野人吗！很多西方医院的医生面对没有标定的症状，是不予处理的，病人再痛苦也没有用。

所以，一旦中医的疗效能稳定住，成为产品输出，将来整个世界都要认可。

但现在中医很大的问题就是自己解决不了自己的问题。中医是个多系统学科，比如我现在做的近视眼的按摩，这种按摩手法，怎么能仿真出来，怎么变成医疗器械，国家怎样才能批准生产，怎样才能变成可穿戴设备，完全是一个系列的工作。

中医的发展需要大环境、多学科的介入。我现在的小妙招看起来很简单，实则不然。第一，小妙招的有效性能让很多人恢复对中医的信心；第二，小妙招中提到的每个症状，穴位按压只是一个开始，后面是有一个模块来解决问题的，我会教很多专业学生来做；第三，我会使治疗的过程仪器化，这个很简单。当器械变成可穿戴的，那我们对整个系统的把握就成了全世界的问题。这就是将来的中医。

附录

本书中提到的重要经络图

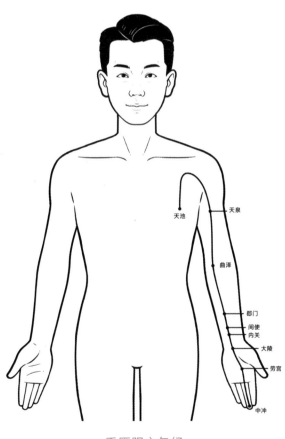

天池
天泉
曲泽
郗门
间使
内关
大陵
劳宫
中冲

手厥阴心包经

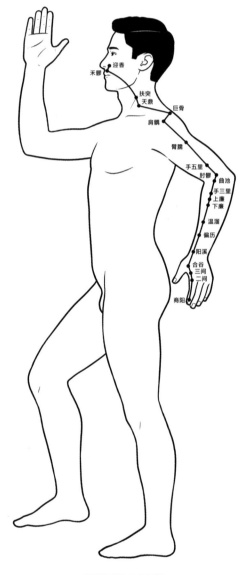

禾髎
迎香
扶突
天鼎
巨骨
肩髃
臂臑
手五里
肘髎
曲池
手三里
上廉
下廉
温溜
偏历
阳溪
合谷
三间
二间
商阳

手阳明大肠经

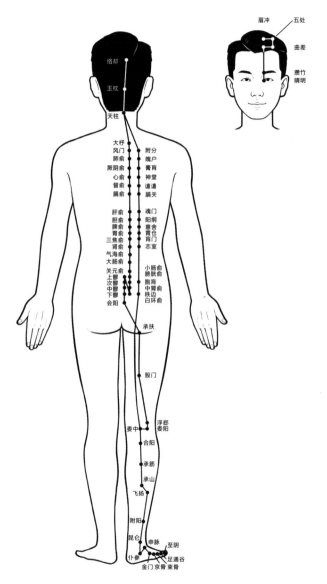

眉冲　五处
曲差
攒竹
睛明

络却
玉枕
天柱

大杼　　附分
风门　　魄户
肺俞　　膏肓
厥阴俞　神堂
心俞　　谚谚
督俞　　膈关
膈俞

肝俞　　魂门
胆俞　　阳纲
脾俞　　意舍
胃俞　　胃仓
三焦俞　肓门
肾俞　　志室
气海俞
大肠俞
关元俞　小肠俞
上髎　　膀胱俞
次髎　　胞肓
中髎　　中膂俞
下髎　　秩边
会阳　　白环俞

承扶

殷门

浮郄
委阳
委中
合阳
承筋
承山
飞扬
附阳
昆仑
申脉
至阴
仆参
足通谷
金门京骨 束骨

足太阳膀胱经

229

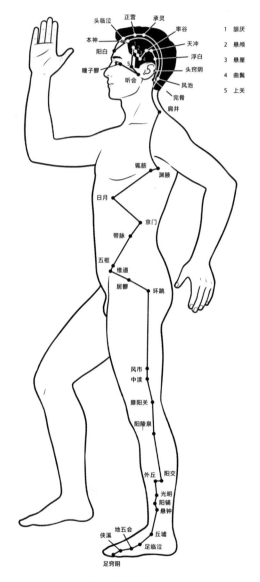

头临泣	正营 承灵
本神	率谷
阳白	天冲
瞳子髎	浮白
听会	头窍阴
	风池
	完骨
	肩井

1	颔厌
2	悬颅
3	悬厘
4	曲鬓
5	上关

辄筋
渊腋
日月
京门
带脉
五枢
维道
居髎 环跳
风市
中渎
膝阳关
阳陵泉
外丘 阳交
光明
阳辅
悬钟
侠溪 地五会 丘墟
足临泣
足窍阴

足少阳胆经

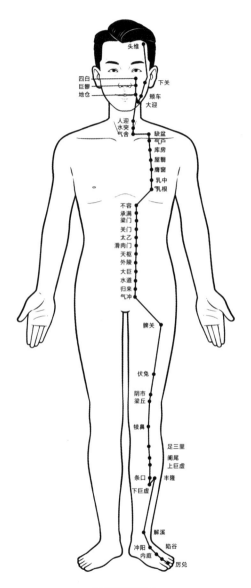

头维

四白
巨髎
地仓

下关
颊车
大迎

人迎
水突
气舍

缺盆
气户
库房
屋翳
膺窗
乳中
乳根

不容
承满
梁门
关门
太乙
滑肉门
天枢
外陵
大巨
水道
归来
气冲

髀关

伏兔

阴市
梁丘

犊鼻

足三里
阑尾
上巨虚
丰隆

条口
下巨虚

解溪
冲阳
内庭
陷谷
厉兑

足阳明胃经